건강한 지방을 먹자

건강한 지방을 먹자

초판인쇄 2016년 9월 30일
초판발행 2016년 9월 30일

지은이 정윤섭

펴낸곳 (주)이모션티피에스
주소 서울시 중구 인현동2가 192-20 정암프라자 3층
등록 2007년 8월 28일 제301-2013-127호
전화 02-2263-6414 | **팩스** 02-2268-9481
이메일 emotion_d@naver.com

ISBN 978-89-97123-64-3
값 20,000원

* 이 책은 저작권법으로 보호받는 저작물입니다.
* 이 책의 내용을 전부 또는 일부를 무단으로 전재하거나 복제할 수 없습니다.
* 파본이나 잘못된 책은 바꿔드립니다.

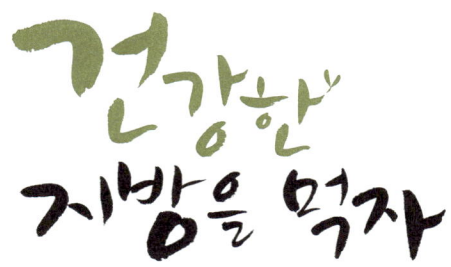

고지방 식단 소개 | 의학박사 **정윤섭**

(주)이모션티피에스

서론

지방은 인류가 원래 오래 전부터 섭취해 오던 식품이다. 반면 산업화 이후 새로이 등장한 정제 설탕과 식용유, 경화유는 인류가 그 동안 먹어보지 못했던 새로운 식품이라 할 수 있다.

그런데 20세기 중반부터 비만은 물론 당뇨, 심장병, 뇌졸중, 암, 알츠하이머 병 같은 만성질환들이 급속하게 늘어나기 시작하였다. 만성 질환은 급성 질환과 달리 미생물 감염이 원인이 아니라 먹는 식품이 원인이 되어 생기는 질환이다. 그러므로 이런 만성 질환의 유행을 놓고 먹는 식품 중에서 어느 것이 더 큰 원인인가를 놓고 논쟁이 생길 수 밖에 없다. 한쪽은 인류가 새롭게 먹기 시작한 가공 당분 같은 정제 탄수화물이 원인이라고 하고 다른 쪽에서는 전통적으로 먹어온 지방 섭취가 원인이라고 하며 논쟁이 벌어진 것이다. 그런데 많은 사람들이 설탕보다는 지방이 원인이라는 주장 쪽에 힘을 더 실어줬다. 나는 이렇게 된 가장 큰 원인이 설탕은 중독성을 강하게 가지고 있지만 지방은 중독성이 없기 때문이라 생각한다. 그래서 사람들이 설탕을 보호하고 지방을 배척하면서 그것을 범인으로 지목하게 되는 이율배반적인 실수를 저질렀다고 생각한다.

그래서 20세기 후반에 대규모 임상 실험이 시행되었다. 이른바 '저지방 식단'의 실천이었던 것이다. 그러나 결과는 예상과는 반대로 비만, 당뇨, 심장병 등 만성 질환들이 더 많이 늘어나는 참담한 상황을 맞이하고 말았다. 나는 이것이 그 동안 사람들이 지적 받지 않고 자극적인 것을 마음대로 먹고 싶어하는 욕망을 감추려고 시도한 결과 나타난 불편한 진실이라고 생각한다.

그러나 이런 결과가 나온 오늘날에도 설탕은 여전히 진정한 악당으로 받아들여지지 않고 있다. 대신 아직도 지방을 혐오하는 사람들은 많이 있다.

 이런 큰 틀의 논란 와중에 지방에도 격이 있다고 주장하면서 자신의 존재 가치를 부각시킨 새로운 지방이 있었으니 그것이 바로 식물성 정제 식용유와 경화유다. 이들은 동물성 포화지방이 콜레스테롤 때문에 뭇매를 맞고 있는 동안에 반사 이익을 얻고 어느새 자신들의 영역을 크게 넓혀 놓았다. 그래서 지난 20세기를 거치는 동안 전세계적으로 식물성 기름의 소비가 엄청나게 증가한 것이다. 그것도 이들을 건강한 기름으로 선전하면서 말이다.

 문제는 이런 식물성 기름 역시 인류가 원래부터 먹어오던 지방이 아니라는 사실에 있다. 원래 인류는 동물성 고체 지방을 주로 먹어왔고 식물성 지방은 통식품 속에 들어 있는 구성 요소로서 음식의 일환으로 섭취하여 왔을 뿐이다. 그런데 갑자기 식물의 씨앗이나 곡물 알갱이 등으로부터 기름을 추출하여 이를 정제시켜 기름만 따로 모아 먹게 되었고 이와 더불어 각종 만성 질환의 유병율도 같이 늘어나게 되었다. 그러므로 식물성 정제 식용유와 경화유의 소비가 만성 질환의 유행과 확실히 연관이 있을 것이라고 추정되고 있지만 이상하게도 많은 건강 전문가들이 이 문제에 대해 침묵하고 있다. 이들은 지방을 많이 섭취하면 몸에 안좋다고 말하면서 원래 인류가 먹어온 전통적인 동물성 포화지방과 콜레스테롤만을 범인으로 몰고 정작 새롭게 탄생한 식물성 정제유와 경화유에 대해서는 애써 모르쇠로 일관하고 있는 것이다. 나는 이런 편파적이고 부당한 행동의 이면에 많은 정치, 경제적인 이해 관계가 얽혀있다고 생각한다. 이에 개인의 건강을 책임지는 의사로서 이런 잘못된 편견과 오해를 바로잡고자 이 책을 쓰게 되었다.

 올바른 지방 섭취에 대해 본격적으로 이야기를 하기 전에 우선 지방에 대한 잘못된 편견을 바로잡고자 한다. 그래서 나는 이 책의 제1장과 제2장에서 현대 칼로리 영양학이 지방에 대해 얼마나 잘못된 오해를 불러 일으켰는지 지적하고 그와 관련된 잘못된 주장들을 정리해 보았다.

다음으로 제3장에서는 지방에 관한 기본적인 영양 생리학적 지식들을 정리해 보았다. 이런 기초지식들을 알고 있어야 그 다음에 이야기 하는 내용이 무엇인지 제대로 이해할 수 있기 때문에 그렇게 한 것이다. 그리고 나서 제4장에서는 우리가 먹어야 할 건강한 지방이 어떤 것들이고 그들을 왜 먹어야 하는지 그리고 어떻게 먹어야 하는지를 정리하였고 제5장에서는 반대로 우리가 절대 먹지 말고 피해야 할 나쁜 지방에 대해 그 종류와 이유 및 이를 피하는 방법들을 적어 놓았다.

그리고 제6,7,8장에서는 지방과 관련된 건강 문제를 살펴보되 많은 사람들이 식품을 선택할 때와 병원에서 건강 상태를 평가할 때 주로 듣게 되는 콜레스테롤, 포화지방, 중성지방에 대한 이야기를 차례로 정리해 보았다. 시중에 떠돌고 있는 정보 중에서 잘못된 오해가 무엇이고 진짜 올바른 지식이 무엇인지 나름대로 내가 공부해서 알게된 새로운 지식들을 정성껏 정리해 보았다.

끝으로 제9장에서는 그동안 잘못된 지식으로 인해 20세기에 지방이 천대받아온 것과는 대조적으로 21세기 들어 전세계적으로 새롭게 인기를 끌고 있는 고지방 식단에 대해 그 이론적 배경 및 효능 그리고 실천 방법들에 대해 내가 환자를 보면서 터득한 경험을 바탕으로 간략하게 소개하였다.

항상 그렇듯 내 책은 모두가 약을 사용하는 방법보다는 음식을 사용하여 문제를 해결하는 방법들을 우선적으로 소개하고 있다. 이렇게 하기 위해서는 자신에게 맞는 올바른 음식들을 먹는 것도 중요하지만 몸 속에 쌓인 쓰레기 노폐물들을 청소해 내는 작업을 먼저 또는 동시에 같이 해야만 한다. 나는 이런 방법들을 **"몸속 대청소"**란 프로그램을 통해 환자들에게 적용하여 약과 수술 없이 놀라운 성공을 거두고 있다.

음식으로 이런 목적을 달성하고자 할 때 꼭 필요한 영양소는 양질의 단백질과 건강한 지방이다. 그리고 꼭 피해야 할 영양소가 당분과 나쁜 지방이다. 그러므로 여러분들은 내가 말하는 지방 중에 어느 것이 건강한 지방이고 어느 것이 나쁜 지방인지 이 책을 통해 확실하게 알고 건강한 지방을 통해 나쁜 지방을 막아내면서 **"몸속 대청소"**를 실시하는 방법을 습득하길 바란다.

또한 미래의 건강을 위해 자신의 건강을 위협하는 요인이 무엇인지도 이 책을 통해 확실하게 알아차릴 수 있길 바란다. 우리는 지난 20세기 대규모 임상 실험을 통해서 인류가 먹는 것을 통해서 만성 질환에 빠지게 되는 주된 기전을 분명하게 찾아냈다. 그것은 누가 뭐래도 당분의 과잉 섭취로 인한 인슐린 저항성 발생과 식용 정제유와 경화유 섭취, 담배, 환경오염 물질, 중금속 중독 등으로 인해 몸 속에 잦은 염증이 발생하고 악화되는 기전이라 요약할 수 있다. 이는 그 동안 지방을 범인으로 몰고 저지방 식단을 실시해 온 결과에도 불구하고 만성 질환이 대유행을 하게 되면서 반대로 깨닫게 된 역설적인 기전들이라 할 수 있다. 그래서 이제 21세기에는 반대로 인류가 설탕을 범인으로 몰고 이를 거부하는 **저탄수화물 식단 또는 고단백, 고지방 식단**을 실험해야 할 차례라고 생각한다.

실제로 두 가지 기전 중 인슐린 저항성 기전은 건강한 지방 섭취를 통해 당분을 멀리함으로써 쉽게 역전시킬 수 있다. 이 방법을 통해 본인이 직접 병원에서 환자들을 지도하며 아무런 부작용 없이 성공하는 사례들을 수없이 많이 경험하여 왔기에 이 책을 읽는 많은 사람들에게도 자신있게 이를 권할 수 있다고 생각한다. 물론 두 번째 몸속 염증 기전까지 완벽하게 해결하기 위해서는 **"몸속 대청소"** 작업을 같이 하는 것이 최선의 방법이긴 하지만 말이다.

아무튼 나는 이 책을 통해 그 동안 내가 환자들에게 지도해온 식이요법의 가장 중요한 핵심 사항을 공개하는 것이니 많은 사람들이 이를 믿고 성공을 경험해 보길 바란다.

양생의사 정 윤 섭

목차

004　서론

011　**제1장** ｜ 칼로리 영양학의 문제점
025　**제2장** ｜ 현대 주류 영양학의 잘못된 거짓 주장
043　**제3장** ｜ 지방에 대한 올바른 이해
085　**제4장** ｜ 건강한 지방
129　**제5장** ｜ 나쁜 지방
159　**제6장** ｜ 지방과 건강: 콜레스테롤 편
187　**제7장** ｜ 지방과 건강: 포화지방 편
199　**제8장** ｜ 지방과 건강: 중성지방 편
221　**제9장** ｜ 고지방식단

250　부록
252　맺음말

제1장

칼로리 영양학의 문제점

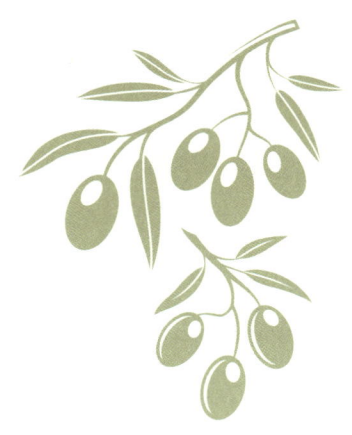

제1장
칼로리 영양학의 문제점

칼로리 영양학의 한계

현대 영양학은 칼로리 이론을 등에 업고 과학이라는 분야로 당당하게 편입되었다. 그러므로 영양학에서 칼로리 이론은 가장 기본적인 근간을 이룬다고 할 수 있다.

그래서 체중 문제를 다룰 때 맨 먼저 나오는 고전적 이론이 섭취한 칼로리와 배출한 칼로리의 차이가 곧 체중 변화라는 법칙이다. (Calories In - Calories Out = Weight change) 이것은 언뜻 보기에 매우 타당한 말인 것처럼 들린다. 그러나 실제 임상에서 반드시 이 법칙에 맞지 않는 결과가 나타나는 것을 종종 체험할 수 있다. 가장 대표적인 경우가 칼로리를 제한하고 운동을 열심히 하여 에너지를 소비하는데도 체중이 증가하는 경우다. 반대로 고지방 식단을 하는데도 체중이 감소되는 경우도 있을 수 있다.

이처럼 칼로리에 초점을 맞춰서 음식 섭취를 지도하는 현대 영양학은 종종 실제로 예상했던 것과는 다른 결과를 초래하여 많은 전문가들을 당혹스럽게 만들었다. 나도 처음에는 이 점이 의아하다고 생각한 적이 여러 번 있었다. 왜 그럴까? 이점에 대해서는 나중에 좀 더 자세히 살펴보기로 하고 우선 그 원인만 간단하게 말한다면 영양학에서 우리 몸 속에서 분비되는 호르몬의 기능을 간과했기 때문이라고 할 수 있다. 특히 인슐린의 작용을 고려하지 않고 모든 칼로리는 똑 같고 그래서 칼로리 섭취와 배출만 파악하면 그 안의 모든 과정을 결정할 수 있다고 너무 단순하게 설명하려 했던 것이 도리어 강력한 도그마를 만든 것이 아닌가 생각된다.

식품을 통해 칼로리가 전달될 때 흡수되는 양이 달라지고(그러면 당연히 배출되는 양도 달라짐.) 몸 안에서 에너지로 남고 축적되는 양도 달라지기 때문에 차이가 나게 된다. 즉, 인체라는 기계의 효율이 사람마다 다르다는 것을 이해하지 못했고 그 기계가 단순히 칼로리에 반응하는 물리적인 기계가 아니라 호르몬을 포함하여 각종 생리적 작용에 반응하는 생명 기계라는 사실을 몰랐기 때문에 오류가 생겼다고 생각한다.

칼로리는 열 에너지를 재는 단위다. 어느 식품의 에너지 함량을 재기 위해서는 그 식품을 탱크 같은 통('bomb calorimeter')에 넣고 연소시키면서 그것으로부터 나오는 열량을 재서 결정한다. 이런 식으로 칼로리를 재서 탄수화물 1그램이 4.2칼로리(좀 더 정확하게는 Kcal)를 내고 단백질은 1그램이 5.25Kcals를 생산한다는 것을 알았다. 단백질의 경우 1그램이 쉽게 산화되지 않고 요소와 다른 물질을 남기기 때문에 이 1Kcal를 차감해서 4.25Kcal로 정하게 되었다. 지방은 보통 9.2Kcal 를 발산한다. 그래서 이 숫자를 반올림해서 대략 탄수화물 4, 단백질 4, 지방 9Kcal라고 말하고 있는 것이다. 그리고 이 방식에 기초하여 각 식품의 성분별 에너지 함량을 계산하여 식품의 칼로리표를 만들었고 의사, 영양사 또는 일반인들이 이 표를 보고 자신의 식사 칼로리 섭취량을 구하게 되는 것이다.

그러나 칼로리 영양학에 기초하여 우리가 먹는 음식의 양을 결정하고자 할 때 이런 수치와 표를 이용하는 경우 다음과 같은 몇 가지 문제점을 근본적으로 안고 있다.

우선 가장 확실한 문제점은 우리 몸이 음식을 연소시킬 때 칼로리를 측정하는 탱크 같은 칼로리미터 속에서처럼 거의 완전 연소가 일어나지 않는다는 점을 알아야 한다. 만약 그런 식으로 완전 연소가 일어난다고 하면 아마도 우리 몸은 어둠 속에서 빛나는 전구처럼 반짝거리며 작열하게 될 것이다. 실제 우리 몸은 효율이 매우 낮은 엔진이라서 실험실에서처럼 완전 연소가 일어나는 일이 거의 없다. 그래서 상당량의 에너지가 연소되지 않은 채 다른 형태로 배출되고 있다는 점을 알아야 한다. 가령 혈당이 에너지를 생산하기 위해 산화되는 화학적 과정에서 이산화탄소가 발생하게 된다. 이산화탄소의 절반은 호흡을 통해 배출되고 나머지 절반은 소변, 대변, 땀 등과 같이 에너지를 함유한 분자 상태로 배출된다. 그러므로 이들이 지닌 에너지 가치를 원래 흡수한 당분 에너지량에서 빼주어야 한다. 또 다른 예로는 지방이 대사되는 과정을 들 수 있다. 만약 지방을 많이 섭취하면 케톤 형성이 일어나는데 지방으로 형성된 케톤 1그램은 대략 4칼로리 정도로 이것이 소변을 통해서 빠져나가게 된다. 그러므로 이런 경우에는 지방 에너지의 약 절반 정도가 그대로 빠져나가는 셈이다. 이처럼 칼로리 섭취가 무조건 에너지 연소로 이어지는 것이 아니고 다른 형태로 배출될 수 있으며 그 양도 수시로 달라질 수 있기 때문에 이를 일률적으로 표시할 수 없다는 문제점을 가지고 있다.

게다가 우리 몸의 소화기관이 상당히 비효율적이라는 사실도 기억하고 있어야 한다. 그래서 섭취한 것을 모두 흡수하지 못한다. 더구나 이는 사람마다 큰 차이를 보이고 있기 때문에 정확한 흡수 양부터도 제대로 알 수 없는 경우가 많다.

또한 몸이 섭취한 음식을 모두 에너지로만 사용하지 않는다는 문제점도 안고 있다. 예를 들어 식이 단백질의 일차 주된 기능은 세포를 구성하고 이를 수리하는 역할이지 에너지 연료가 아니다. 단백질은 혈액, 피부, 모발, 손/발톱 등을 만드는데 사용된다. 이런 목적으로 사용되는 단백질의 양은 제지방 체중 (lean body weight) 1Kg 당 약

1g 정도다. 소고기가 100g 당 약 23g의 단백질을 가지고 있으니까 보통 70Kg 성인의 경우 매일 약 300g 정도의 소고기 또는 그에 해당되는 단백질 양을 섭취해야 이런 기본적인 단백질 요구량을 충족시킬 수 있다. 다시 말해 성인의 경우 이 정도의 단백질 양은 에너지를 만들기 위한 양이 아니라 몸을 재구성하기 위한 재료로 필요한 양이기 때문에 칼로리 생산에는 기여하지 않는다고 보아야 한다. 그러므로 역시 흡수한 칼로리 계산에서 빼주어야만 한다. 즉, 소고기를 섭취할 경우에 1200Kcal는 에너지 계산에서 유보시켜 놓아야 하는 것이다. 심지어 열량이 적은 닭고기로 이 정도를 공급한다고 해도 약 465Kcal 정도는 빼주어야 한다. 이런 예로는 지방도 있다. 우리가 섭취하는 지방의 상당량은 몸에서 에너지 생산 이외의 다른 목적으로 사용된다. 담즙이나 호르몬 생산, 뇌신경조직의 필수지방산 형성 등등. 이런 것 역시 에너지 열량 계산에서 빠져야 한다. 그러므로 몸 속에 얼마나 많은 양의 에너지가 저장될 것인지 여부를 섭취한 식품과 에너지 소비량만 가지고 예측하는 것은 잘못된 추측을 낳을 수 있다. 이런 이유로 영양과잉 시대에서 칼로리 계산을 통해 체중을 빼려고 하는 방법이 쓸데없는 헛수고임을 알 수 있다.

여기에 마지막으로 칼로리 영양학의 결정적인 결함이 추가되어야 한다. 그것은 전문가들이 계속해서 **'칼로리는 칼로리일 뿐이다'** 라고 말하는 점에 있다. 이 말 속에는 같은 칼로리를 가지고 있는 식단으로는 다른 결과가 나올 수 없다는 강력한 도그마적 주장이 담겨있다.

그러나 이는 지난 세기말에 시행된 거대한 임상 실험을 통해 잘못된 논리임이 확실히 드러났다. 지난 세기 같은 칼로리로 저탄수화물 다이어트와 저지방 다이어트를 시행한 결과 큰 차이가 나타났다. 심지어는 칼로리 제한을 두지 않는 저탄수화물 다이어트가 칼로리 제한을 둔 저지방 다이어트에 비해 더 많은 체중 감량 효과를 가져왔다. 또한 최근에는 같은 칼로리를 가진 포도당과 과당 조차도 다른 대사 결과를 가져온다는 사실이 입증되었다. 따라서 칼로리가 같다고 해서 결과까지 무조건 같을 수는 없다는 점이 분명하게 드러났고 이것이 모든 것을 칼로리 법칙 특히 열역학 제1법칙으로 설명하려 했던 사람들의 입장을 난처하게 만들게 된 것이다.

칼로리 영양학을 주장하는 사람들은 모든 내용을 무조건 열역학 제1법칙에 맞추려는 경직된 생각을 갖고 있다. 그러다 보니 사고가 유연하지 못해서 각종 말과 가설 설정에 있어 실수를 반복하게 된다. 생물 기계는 실험실 기계와 다르기 때문에 열역학 제1법칙보다는 열역학 제2법칙에 맞는 일이 일어난다고 보아야 한다. 이것은 생명 현상이 열역학 제1법칙을 위반한다는 뜻이 결코 아니다. 도리어 복잡한 생명 현상을 열역학 제1법칙으로 표현하기에는 너무나도 부족하기 때문에 열역학 제2법칙을 통해 그것을 이해하려고 하는 것이 더 합리적이라는 의미다. 그러므로 '칼로리는 칼로리일 뿐이다' 라는 말은 언뜻 보기에는 열역학 제1법칙에 맞는 말인 것 같지만 열역학 제2법칙에 맞지 않는 말이기 때문에 **칼로리는 각기 다른 효율로 다른 형**

태로 변할 수 있다'라는 말로 바뀌어야 두 법칙에 모두 맞게 된다.

우리 몸에 들어온 여러 식품들은 서로 다른 대사경로를 거치고 그 경로마다 에너지 효율의 레벨이 다르기 때문에 전체적으로 다양성이 예견되고 실제 결과도 그렇게 나온다. 그래서 칼로리가 같아도 결과가 다르게 나오는 경우를 종종 볼 수 있다. 가령, 지방이 탄수화물보다 칼로리가 더 많은데도 저탄수화물 다이어트가 저지방 다이어트에 비해 체중을 줄이는데 더 효과적인 경우를 볼 수 있는데 이런 결과를 설명할 때에도 몸 속에서 일어나는 화학적 변화 과정에 있어서의 효율 차이를 거론하지 않을 수 없다. 이 경우 칼로리는 모두가 똑같다는 생각으로 접근하면 눈 앞에 나타나는 현상을 제대로 해석할 근거를 찾을 수 없게 된다. 그러므로 칼로리 영양학은 과거의 경직된 고정 개념에서 탈피하여 보다 유연한 생각으로 바뀌어야 한다.

비록 칼로리 영양학이 개념을 단순화시켜 많은 사람들로 하여금 일차적인 관심을 갖도록 유도하는데 성공하였지만 수학적 공식에 의존한 잘못된 고정관념을 심어 놓아 세부적인 내용까지 자세하게 이해하고 받아들이는 과정을 봉쇄시켜 버리는 문제점을 초래하였다. **따라서 기존에 사용하던 개념에 얽매이지 말고 새롭게 열역학 제2법칙까지 포용하는 기능적 개념으로 영양학이 바뀌어야 한다.** 그래야만 자기 발목을 스스로 붙잡는 자가당착적인 도그마가 아닌 진정한 실용 법칙으로 거듭 태어날 수 있다고 생각한다.

실제 칼로리 영양학은 임상에 적용할 때 불편하고 성가신 점이 한

두 가지가 아니다. 먹는 음식 속에 들어 있는 칼로리의 양을 일일이 계산해야 하고 얼마나 많은 칼로리를 소모했는지 여부도 꼼꼼히 따져야 한다. 그런데 같은 식품이라고 해서 항상 그 속에 똑 같은 양의 칼로리가 들어 있는 것도 아니다. 마찬가지로 같은 운동을 한다고 해도 모든 사람이 항상 같은 칼로리를 소모하는 것도 아니다. 따라서 언제나 칼로리 영양학에 근거한 연구는 정확성 면에서 늘 이런 기본적인 약점을 안고 있다. 그럼 이런 약점이 왜 발생하고 이를 어떻게 보완해야 하는지 계속해서 알아보기로 하자.

> **참고**
>
> ### 열역학 법칙
>
> 열역학은 열의 역학이라는 말이다. 열에 역학이 있을 수 있을까? 그렇다. 열은 흐른다. 열은 한 장소에서 다른 장소로 이동하고, 한 물체에서 다른 물체로 변형될 수 있다
>
> 열역학 제1법칙은 에너지 총량은 변하지 않고 일정하다는 에너지 보존 법칙이다. 열역학의 제2법칙은 고립계에서 엔트로피(무질서도)는 항상 증가하거나 일정하며 감소하지 않는다는 것이다. 그래서 열역학 제2법칙은 에너지가 소실되는 과정을 설명해 주는 법칙이기도 하다.
>
> 비유를 들어 설명해 보자. 자동차에 주입하는 휘발유가 차를 움직이게 만든다. 동시에 이 에너지는 마찰을 통해 그리고 소음을 통해 불필요하지만 열을 발생시킨다. 열역학 제1법칙은 이런 에너지 총합이 일정하다는 큰 그림을 말하는 것이고 열역학 제2법칙은 바로 자동차에 공급된 휘발유가 사

용되고 사라지는 과정, 즉 효율에 관한 것이라 할 수 있다. 다시 말해 기계만 놓고 보았을 때 그 기계가 공급받은 에너지를 가지고 얼마나 유용하게 목적한 바에 맞게 에너지를 사용하고 얼마나 불필요하게 에너지를 낭비하는가에 관한 내용을 설명해 주는 것이 열역학 제1법칙인 것이다. 그래서 전체적으로는 열역학 제1법칙을 따르고 이에 준하지만 효율 면에서 각 기계마다 차이가 나타나는 상황을 열역학 제2법칙을 통해 이해할 수 있게 된다. 그것은 에너지가 소멸되는 방식이 일종의 무질서와 같아서 기계마다 또는 상황마다 차이가 나기 때문에 그런 것이다. 그렇지만 언제나 분명한 것은 에너지가 고정돼 있지 않고 계속해서 변하고 있다는 사실이다.

식품을 통해 들어온 에너지도 역시 우리 몸의 생명 기계에 들어와 여러 방향으로 변환되면서 발산 또는 소멸되는데 이 과정도 위와 같은 맥락으로 이해하면 된다. 그것이 열로 나가건 활동 에너지로 나가건 또는 화학적 변환 과정을 거쳐서 내부 물질로 전환되건 간에 변화가 일어나는 것만은 확실하다. 그러므로 같은 칼로리라고 해도 그 모양이 달라지기 때문에 열역학 제2법칙에까지 맞는 말로 표현하려면 '칼로리는 칼로리일 뿐이다'라는 말이 되어서는 안 되고 '칼로리는 각기 다른 효율로 다른 형태로 변할 수 있다'라는 말로 바뀌어야 한다. 그래야만 열역학 제1법칙에도 맞고 제2법칙에도 맞는 올바른 표현이 완성된다고 생각한다.

칼로리 이외의 고려사항: 기능적 영양학의 탄생

사람이란 생명 기계의 효율은 유전과 선천적인 장기의 기능 차이에 의해 달라지고 후천적으로는 그 사람이 처한 환경과 호르몬, 신경 등 여러 생리적 기능에 의해 달라질 수 있다.

따라서 이런 복잡한 측면을 고려하지 않고 인체를 마치 물리학 실험실의 기구인 것처럼 단순화시킨 것은 칼로리 영양학의 매우 잘못된 발상이자 약점에 해당된다.

역사적으로도 살펴 볼 때 칼로리 영양학의 이론적 결함을 지적한 사건들이 계속 존재하여 왔다. 우선 1920년대에는 사람의 몸에서 어느 한 순간에 있어서 수분 총량을 측정하는 것이 불가능하다는 사실을 발견하였다. 그래서 에너지 섭취량(Energy In)과 에너지 배출량(Energy Out) 그리고 체중 사이의 균형을 설명하는데 차이가 나게 되는 이유가 바로 이런 수분의 저류와 소실 때문이라는 주장이 대두되었다. 여기에는 칼로리와 상관없는 미네랄, 호르몬, 신경 등의 생리적 작용이 관여하고 있기 때문이란 사실도 알려지게 되었다. 그래서 가령 탄수화물의 저장물인 글리코겐의 경우에는 자신의 3-4배에 해당되는 수분을 끌어 당긴 채 몸에 저장된다는 사실이 알려지는 등 수분의 존재 여부에 따라 체중 차이가 크게 달라질 수 있다는 점이 드러나게 되었다.

또한 1950년대에는 방사선 동위원소를 이용하여 체지방이 단순하게 섭취된 지방으로만 이루어지는 것이 아니라 다른 식품으로부터도 만들어 질 수 있다는 내용도 알려지게 되었었다. 즉 탄수화물 섭취가 몸 속에서 신생 지방으로 바뀔 수 있다는 사실이 증명된 것이다. 게다가 이런 몸 속 지방양의 변화는 부신, 갑상선, 뇌하수체 등과 같은 호르몬 분비샘들의 영향을 받아 크게 변할 수 있다는 점도 밝혀지게 되었다. **이로써 몸 속 호르몬의 변화는 우리 몸이 사용하는 에너지의 형태 및 종류까지 바꿀 수 있는 강력한 변환 요인이라는 점이 분명하게 입증된 셈이다.** 그리고 이런 일은 에너지 섭취가 일정한 경우에도 얼마든지 일어날 수 있으며 이런 중요한 에너지 대사에 있어서 스위치 역할을 하는 가장 결정적인 호르몬이 인슐린이란 사실도 확실하게 정립되었다.

따라서 이제 대사를 논할 때에는 칼로리만 고려하는 것으로는 부족하고 인체라는 생명 기계 속의 호르몬 작용과 그와 관련된 각종 생리 기전까지 함께 고려할 줄 알아야만 결과로 나타나는 현상을 제대로 파악하고 이를 해결하는 적절한 해법까지도 찾아낼 수 있게 된다는 사실을 깨닫게 된 것이다.

우리가 호르몬 작용을 함께 고려하여 에너지 흐름을 파악하게 되면 왜 많은 칼로리를 섭취하는데도 체중이 줄어들고 왜 제한된 칼로리를 섭취하는데도 체중이 오히려 늘어나는 이유를 깨달을 수 있게 된다. 그리고 이를 통해 지금까지 칼로리 영양학이 보여온 여러 약점 부분을 보강해 줄 수 있다고 생각한다. 그래서 나는 앞으로의 영양학은 칼로리만이 아닌 호르몬과 신경기능까지 포괄하는 생리적 또는 **기능적 영양학**으로 한 단계 더 높이 도약해야 한다고 주장하는 바이다.

기능적 영양학은 탄수화물, 지방, 단백질 같은 영양소를 칼로리 측

면으로만 파악하는 것이 아니라 호르몬 작용과 연계하여 그 기능까지 파악하는 고급 영양학을 말한다. 그러므로 각 영양소가 같지 않고 다를 수 있음을 설명하는데 꼭 필요한 학문이라고 할 수 있다.

또한 여기에는 지금까지 영양학이 어떤 증상이나 상황에는 무슨 영양소가 좋다라는 식으로 대처하는 태도나 행태에 변화가 따라야만 하는 것도 포함하고 있다. 식품 속에는 한 가지 성분만 들어있는 것이 아니라 여러 가지 영양소가 함께 들어있다. 그러므로 그 중 어느 한 영양소의 장점만 부각시켜 해당 식품 전체가 좋은 것처럼 말하는 평면적인 영양학은 이제 더 이상 사라져야 한다. 대신에 해당 식품 속에는 나쁜 작용을 하는 영양소도 같이 들어있다는 점을 동시에 인식하면서 그 모든 장단점을 한꺼번에 포괄하는 방법이 바로 해당 식품이 몸 속 생리 기능과 호르몬 반응에 어떤 영향을 주는가를 파악하는 더 좋은 방법이라고 생각한다. 그러므로 기능적 영양학은 특정 식품의 영양소적 장점만을 부각시키는 지금까지의 유치한 방식과는 근본적으로 차원이 다른 고급 개념이란 점을 깨달아 주길 바란다.

제2장

현대 주류 영양학의 잘못된 거짓 주장

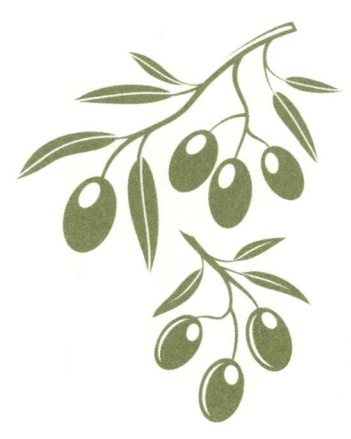

제2장
현대 주류 영양학의 잘못된 거짓 주장

시중에는 먹거리와 건강에 대해 많은 잘못된 주장들이 횡행하고 있다. 물론 그 기본적인 이유는 사람들이 모두 똑같지 않기 때문에 그렇다. 사람마다 유전적 프레임이 다르고 타고난 장기의 기능도 다르기 때문에 어느 한 사람에게 맞는 음식이 다른 사람에게는 독이 될 수도 있다. 이런 생물학적 다양성과 개인적 독창성을 인정한다고 해도 이와 무관하게 잘못된 영양학적 정보들이 많이 난무하고 있다.

이런 잘못된 정보는 건강한 사람들에게는 당장 눈에 나타나는 큰 타격을 주지 않는다. 그래서 그런 말을 믿고 한번 시도해 보고 난 뒤에 잘못을 바로잡을 기회가 얼마든지 있다. 그러나 현재 병마와 싸우고 있는 사람들에게는 잘못된 정보가 매우 치명적일 수가 있다. 왜냐하면 이런 사람들은 시행착오를 거치면서 몸의 균형을 바로 잡을 여유가 없기 때문이다. 따라서 올바른 정보를 제공하고 각 개인별로 맞춤형 컨설팅을 정확하게 해주는 것이 대단히 중요하다.

실제 환자들의 입장에서도 수 많은 정보들 중에서 과연 자신에게 맞는 정보가 어떤 것인지 찾아낼 수 있는 지식을 갖추고 있어야 한다. 대부분의 사람들은 그 동안 건강했기 때문에 건강에 대한 자세한 정보를 귀담아 듣지 않고 흘려 보내며 살아왔다. 그러다 보니 막상 자신이 건강을 되찾기 위해 필요한 정보를 구하고자 할 때에는 무엇이 옳고 그른지 판단하는데 있어 어려운 경험을 하는 경우가 많이 있다. 그러기에 더욱 더 평소에도 올바른 정보를 구하려는 노력을 많이 해야 한다.

여기서는 일반적으로 시중에 떠도는 정보들 중에서 누가 봐도 잘못된 지방과 관련된 정보들을 지적하고 이를 바로잡아 보고자 한다.

1. 포화지방은 건강에 나쁜 영향을 끼친다.

포화지방을 많이 섭취하면 심혈관질환에 걸리게 된다는 주장은 이제 더 이상 아무런 근거도 없는 주장임이 분명하게 입증되었다.

2010년 미국 임상영양학회지에 발표된 메타연구에서는 21개의 전향적 역학조사 연구 논문들을 검토한 결과 포화지방과 심장병 사이에 아무런 상관성이 존재하지 않음을 분명하게 밝혔다.(Patty W Siri-Tarino, Qi Sun, Frank B Hu et al. Meta-analysis of prospective cohort studies evaluating the association of saturated fat with cardiovascular disease. American Journal of Clinical Nutrition, 2010)

그러나 포화지방이 심장병을 일으킨다는 가설은 확실한 증거도 없이 대중들 사이에 깊숙이 파고들어 잘못된 상식으로 박혀있다. 그러므로 나는 이것이 현대 영양학이 만들어낸 최대의 거짓말이라고 생각한다.

실제 연구에서는 오히려 포화지방 섭취는 HDL 레벨을 증가시키고 LDL 레벨도 증가시키지만 그 패턴을 좋은 방향으로 개선시켜주는 것으로 드러났다. 즉, LDL의 구성 패턴이 동맥경화증을 악화시키는 작고 진한 입자의 나쁜 아형 B가 아니라 크고 가볍게 떠다니는 무해한 아형 A가 증가하도록 바꿔주는 작용을 하는 것으로 밝혀진 것이다. 따라서 더 이상 포화지방이 LDL 레벨을 증가시키기 때문에 심장병의 위험 요인이 된다는 주장은 설득력을 잃고 말았다. 그러므로 더 이상 육류, 유제품, 치즈, 버터, 코코넛유 등을 포화지방을 핑계로 멀리할 이유는 사라졌다고 보아야 한다.

2. 달걀은 건강하지 못한 식품이다.

전문가들 중에는 건강한 식품을 나쁜 것으로 호도시켜 자신의 이익을 챙기는 사람들이 있다. 그 중 대표적인 것이 바로 달걀에 관한 이야기다.

달걀 속에는 콜레스테롤이 많이 들어있기 때문에 심장병의 위험을 증가시킨다는 헛된 주장을 근거로 달걀을 경원시 하도록 만드는 사람들이 있다. 이는 분명 잘못된 정보로 최근에 콜레스테롤이 혈관벽 염증의 원인이 아니라는 사실이 분명하게 밝혀졌기 때문에 더욱 근거가 없는 정보라고 할 수 있다.

오히려 달걀은 지구상에서 가장 영양가 있는 식품 중 하나라는 사실을 깨달아야 한다. 그 속에는 병아리가 알에서 부화할 때까지 필요한 모든 영양소들을 다 가지고 있다. 그러므로 콜레스테롤과 포화지방 때문에 달걀을 먹지 않는 습관을 가지고 있다면 지금부터 당장 그런 잘못된 생각을 접고 매일 아침 달걀을 먹는 습관을 들이도록 해야 한다.

한 연구에서는 매일 아침에 달걀을 먹는 그룹이 그렇지 않은 그룹에 비해 체중이 더 많이 줄어든다는 연구 결과도 나와 있다. 또한 달걀 속에는 눈과 신경 건강에 필수적인 레시틴, 항산화제들이 함께 들어 있기 때문에 많이 먹어도 문제가 되지 않고 도리어 많은 도움을 얻게 된다는 점을 명심해야 한다.

그러므로 달걀을 나쁜 음식이나 피해야 할 음식으로 규정하는 정보는 모두가 잘못된 거짓 정보라고 할 수 있다.

3. 모든 사람들이 곡물을 반드시 먹어야 한다.

사람은 반드시 곡물 기반의 식사를 해야 한다는 생각이 만연돼 있다. 그래서 많은 사람들이 '한국 사람은 밥심으로 산다'는 말을 자주 하곤 하는 것이다. 과연 그럴까?

인류가 농경을 통해 곡물 기반의 식사를 시작한 것은 약 1만년 전으로 이것은 인류의 진화 과정 전체를 놓고 보았을 때 매우 최근에 일어난 변화에 불과하다. 따라서 아직까지 인간의 유전자가 곡물 기반의 식사에 충분하게 적응하지 못한 상태라고 할 수 있다.

곡물은 단단한 껍질에 쌓여있어 소화되기 힘들고 그 속에 비타민과 미네랄도 풍부하게 지니고 있지 못하다. 또한 피틴산과 같은 반영양 물질을 함유하고 있어 소중한 다른 미네랄의 흡수를 방해하는 등 영양학적으로 많은 문제점을 가지고 있는 식품이다. 그래서 이런 문제를 해결하고자 정제한 곡물 가루를 만들어 먹어보지만 이것이 도리어 인슐린 분비만을 자극하여 각종 대사 장애를 일으키는 부메랑 요인이 된다는 사실이 밝혀졌다. 또한 곡물에는 글루텐이란 단백질이 들어있어 소화장애와 면역시스템의 혼란을 초래하는 것으로 밝혀져 있기 때문에 이를 장기적으로 섭취할 경우 대부분의 사람들이 상기 언급한 기전들과 병합되어 점진적으로 희생된다는 사실들이 속속 드러나고 있다. 그러므로 성장이 끝난 성인의 경우에는 가능한 곡물 섭취를 줄이고 다른 대안을 찾도록 노력해야만 건강을 잃지 않을 수 있다.

그러나 이런 진실은 사회, 경제, 정치적으로 큰 혼란을 야기시킬 수 있기 때문에 현대 주류 영양학이나 의료계에서는 쉬쉬하고 감추고 있는 실정이다.

4. 단백질을 많이 섭취하면 뼈와 신장에 나쁜 영향을 준다.

고단백 식품을 섭취하면 골다공증과 신장 질환을 일으킨다라는 잘못된 정보가 떠돌고 있다. 그러나 이는 이미 뼈가 약하고 신장 질환이 발생한 사람에게는 해당될 수 있는 말이지만 건강한 사람에게는 전혀 해당되지 않는 틀린 말이다.

단기적으로는 고단백 식사가 뼈에서 칼슘을 배출시키는 작용을 하는 것은 맞지만 장기적으로는 오히려 반대로 뼈 속으로 칼슘을 유입되게 만들어 준다. 따라서 고단백 식사를 하면 장기적으로 뼈 건강이 튼튼해지고 골절 위험이 줄어든다.

또한 고단백 식사가 건강한 사람에서 신장 질환을 일으킨다는 어떤 증거도 나와 있지 않다. 오히려 신부전증의 가장 흔한 원인이 당뇨와 고혈압이라는 사실을 분명하게 직시해야 한다. 이들은 모두 지나친 당분 섭취와 관련 있는 질환이며 적어도 고단백 식사와는 관련이 없는 질환이라는 점을 명심해야 한다. 그리고 실제로 당뇨나 고혈압 환자들에게 고단백 식사를 시키면 혈당이 개선되고 혈압이 내려가 상태가 개선되는 효과가 나타난다는 점도 분명히 기억해 두었으면 좋겠다.

5. 저지방 식단이 건강에 좋다.

저지방 식단과 저탄수화물 (고지방) 식단의 문제는 끝없는 논쟁 속 중심에 있는 핵심 쟁점 사항이다.

이렇게 된 이유는 바로 사람이 일률적이지 않고 다른 환경에 적응하여 진화해 왔기 때문이다. 즉, 탄수화물을 좀 더 잘 대사시킬 수 있는 사람은 저지방 식단을 선호할 것이고 지방을 잘 대사시킬 수 있는 사람은 저탄수화물 식단을 하는 것이 대사 균형을 맞추는데 유리하기 때문이다.

그래서 사람들은 자신의 몸 속 균형을 맞추기 위해 저지방 식단과 저탄수화물 식단을 번갈아 실천하면서 대사 균형을 맞추려고 노력하게 된다. 나는 이것을 **'번갈아 다이어트'**라고 부른다.(**참고_** 이 점에 대해서는 본인의 다른 저서인 "몸속 대청소"에 자세히 적어 놓았다.)

그러므로 어느 한 식단이 '좋다' '나쁘다'는 식으로 말하는 것은 고정된 관념이라서 자칫 잘못된 선입관이나 지식을 남길 수 있다. 우리는 끊임없이 변화하는 환경에 적응하여 그에 맞게 다시 변해야 하는 소우주와 같은 존재이기 때문에 식단도 어느 한가지에 고정되어 있으면 안 된다. 항상 자신이 처한 상황에 맞는 식단을 찾아서 그것을 통해 몸 속 환경의 균형을 원상으로 회복시키고자 노력해야 한다. 그러기 위해서는 항상 유연한 자세를 견지할 필요가 있다.

그런데도 지금까지 우리 사회는 너무나도 많은 영양 과잉 시대에 살면서 영양 과잉의 원인을 설탕이 아닌 지방이라고 매도하는 잘못을 저질러 왔다. 이제 그런 매도가 잘못된 것임을 깨닫고 지방 과다와 마찬가지로 또는 그 이상으로 당분 과다를 질타하는 사회적 분위기를 만들어 나가야 한다.

저지방 식단이 건강한 식단이라고 말하는 사람은 아마도 자신이 탄수화물을 잘 이용할 줄 아는 사람이라서 그럴 것이다. 그렇지만 세상에는 자신과 다른 사람이 있다는 사실도 받아들일 줄 알아야 한다. 즉, 자신보다 지방을 잘 이용할 줄 아는 사람이 있다는 사실을 인정해야 하는 것이다. 그렇다면 저지방 식단만 건강에 좋다고 주장하는 것이 매우 잘못된 도그마란 점을 깨달을 수 있게 된다.

6. 저탄수화물 고지방 식단은 위험하다.

저지방 식단을 선호하는 사람들은 저탄수화물 식단이 매우 위험하다고 생각한다. 그들은 저탄수화물식단을 하면 많은 양의 단백질과 지방을 섭취하게 되어 비만해지고 각종 질병에 더 잘 걸리게 된다고 주장한다.

그렇지만 저탄수화물 식단으로 체중을 줄이고 비만과 질병에서 벗어난 많은 사람들이 있다는 엄연한 사실에 우리는 주목해야 한다. 그러므로 위와 같은 우려는 자신과 다른 사람들의 존재를 인정하지 못한 데서 발생한 우려이거나 또는 자신이 남보다 유전적으로 우월하다는 잘못된 망상에 사로잡힌 결과에서 비롯된 현상이라고 볼 수 있다.

다음은 저탄수화물 고지방 식단으로 건강을 되찾은 사람들에서 나타나는 소견들을 종합한 것이다. 그러므로 여러분도 자신이 저탄수화물 고지방 식단을 통해 이런 결과를 얻을 수 있는지 우선적으로 시도해볼 필요가 있다.(참고_ 이에 관한 자세한 내용은 '제9장 고지방 식단'에 적혀 있다.)

- 저지방 식단에 비해 칼로리를 제한하지 않고 자유롭게 먹는데도 체지방 감소가 더 뚜렷하게 나타났다.
- 혈압이 상당히 저하된다.
- 혈당이 떨어지고 당뇨 증상들이 개선된다.
- HDL 레벨이 증가한다.
- 중성지방 레벨이 많이 저하된다.
- LDL 패턴이 작고 밀도가 높은 형태인 아형 B에서 입자가 크고 밀도가 낮고 부유하는 양호한 형태인 아형 A로 바뀐다.
- 저지방 식단보다 배고픔이 덜하고 칼로리를 제한 하지 않고 먹을 수 있어서 식단을 유지하기에 더 편리하다.

이처럼 저탄수화물 식단이 맞는 사람에게는 이것이 전혀 위험한 식단이 아니란 것을 알 수 있다. 그러므로 각자 자신에게 맞는 식단을 찾아 이를 실천하면 된다. 어느 것이 맞는지 모르면 '번갈아 다이어트'를 하면서 자신과 자신이 처한 상황에 맞는 것을 찾아내는 실험을 해보면 된다.

7. 탄수화물로부터 가장 많은 칼로리를 얻어야 한다.

저지방 식단 옹호론자들은 탄수화물로부터 전체 칼로리의 약 50-60%를 얻어야 한다고 주장한다. (**참고_** 정부나 영양학회가 권장하는 식품 피라미드를 보라.) 그래서 각종 곡물, 당분을 위주로 식사를 하고 육류, 달걀은 조금만 먹어야 한다는 생각을 가지고 있다. 그러나 이는 탄수화물을 좋아하는 사람의 개인적인 선호도일 뿐 모든 사람에게 적용될 수 있는 진실과는 거리가 멀다.

특히 이미 체중이 과다하고 인슐린 저항성이 발생하여 대사증후군, 당뇨, 심혈관질환 등을 가지고 있는 사람들에서는 탄수화물 위주의 식단은 그 사람을 영원히 그런 질병과 퇴행의 굴레에서 빠져 나오지 못하도록 막아 버리는 처사라고 할 수 있다. 그러므로 저지방 식단 옹호론자들이 만든 기존의 식품 피라미드에서 맨 위와 맨 아래층을 바꾸는 새로운 피라미드를 만들어야 한다.

8. 하루 종일 조금씩 자주 먹는 식사를 해야 한다.

대사율을 높게 유지하기 위해서는 조금씩 자주 식사를 해야 한다는 주장을 하는 사람들이 있다. 이런 주장은 음식을 섭취하고 이를 소화시킬 때 대사율이 증가되는 경험에 근거하여 나온 것이다. 그러나 연구 결과 나중에 음식을 소화시키는데 들어가는 에너지 총량은 식사하는 횟수가 아니라 섭취한 음식의 총량에 의해 결정된다는 사실이 밝혀졌다. 따라서 대사율을 높게 유지하기 위해 음식을 하루 종일에 걸쳐 조금씩 자주 나눠서 먹어야 한다는 주장은 잘못된 주장으로 볼 수 밖에 없다.

실제로 비만인을 대상으로 하루 6끼로 나눠서 식사를 한 경우와 3끼로 나눠서 식사를 한 경우를 비교해 보았더니 자주 먹은 경우에 더 많은 배고픔을 느끼는 것으로 나타났다. 사람은 본래 음식을 먹은 상태와 금식을 하고 있는 상태를 번갈아 맞이하며 살아가게 되어 있다. 그래서 가능한 금식 상태를 시간적으로 오래 유지하는 것이 건강과 장수에 좋다는 연구 결과들이 속속 나오고 있는 실정이다.

금식 상태에서는 세포들이 성장이 아닌 '**청소 모드**'로 전환되어서 노폐물을 배출하고 손상된 곳을 수리하면서 상처 난 곳을 치유하는 등의 몸 속 환경 개선 작업이 활발히 일어난다. 그러므로 이런 소중한 시간을 놓치지 않고 재생의 기회로 활용하길 원한다면 너무 자주 음식을 먹는 생활 태도를 버려야 한다. 너무 자주 음식을 먹게 되면 몸이 '청소 모드' 대신 '성장과 분열하는 모드'로 전환되어 도리어 해가 초래되는 결과를 낳을 수 있다.

실제 관찰 결과에 따르면 하루 2끼를 먹는 사람들에 비해 하루 4끼를 먹는 사람들에서 대장암 발생률이 90% 정도까지 높아진다는 결과도 참고할 만하다.(**참고**_ 간에서 혈당을 유지하는 능력이 약한 사람은 그 능력이 큰 사람에 비해 식사 간격이 짧아질 수 밖에 없다. 그러므로 이런 개인적인 차이가 있음을 인정해야 한다.)

9. 정제 식용유와 경화유가 건강에 좋다.

다중불포화지방산이 심혈관 기능에 도움을 주기 때문에 건강한 기름이라는 주장이 많이 퍼져 있다. 여기서는 용어상의 애매모호한 허점을 이용하여 잘못된 정보를 흘리고 있는 사실을 확인할 수 있다.

다중불포화지방산에는 잘 알다시피 오메가 3 지방산과 오메가 6 지방산 두 가지가 있다. 다시 말해 다중불포화지방산이라고 다 똑같은 것이 아니란 점을 깨달아야 한다. 심장을 포함하여 건강에 좋은 것은 오메가 3 지방산이고 오메가 6 지방산은 염증을 조장하는 나쁜 역할을 맡고 있다.

우리 몸의 입장에서는 이 두 가지 다중불포화지방산이 비슷한 비율로 존재하며 서로 견제하는 상태로 있는 것이 가장 바람직하다. 그러나 만약 오메가 6 지방산이 오메가 3 지방산에 비해 너무 많게 되면 몸 속에서 각종 염증 문제들이 쉽게 발생한다.

원래 오메가 6 지방산은 인간이 자연적인 음식을 통해 소량만 섭취하도록 되어 있던 그런 식품이다. 그런데 산업기술의 발달로 식품화학 산업이 성장하면서 오메가 6 지방산을 많이 함유한 정제 식용유가 나타나게 되었다. 그러면서 이들을 다중불포화지방산이 많은 식물성 기름으로 콜레스테롤 레벨도 높이지 않고 심장을 포함하여 건강 전반에 걸쳐 좋은 기름이라고 선전해 왔다.

그러나 이는 분명 잘못된 거짓 주장으로 다중불포화지방산이라고 해도 오메가 6 지방은 염증을 조장하는 기름으로 건강을 해치는 역할을 더 많이 한다는 사실을 직시해야 한다.

반면, 실제 건강에 좋은 오메가 3 지방산은 냉수 어류의 기름이나 아마씨, 치아씨, 대마씨 등과 같은 몇 몇 천연 식품 속에 들어 있고 가공 식품 속에는 거의 들어 있지 않다는 사실도 깨달아야 한다.

또한 마아가린, 쇼트닝과 같은 부분경화유 속에는 트랜스 지방이 많이 들어 있어 있는데 트랜스 지방이 건강에 무해하다는 일부 주장과는 달리 최근에 트랜스 지방이 인체에 나쁜 영향을 끼치는 해로운 지방이라는 사실이 분명하게 확증되었다 그러므로 이런 거짓 주장에 절대로 속지 않도록 주의해야 한다.

10. 설탕은 빈 칼로리 식품이기 때문에 건강에 별로 큰 영향을 미치지 않는다.

설탕이 영양분은 없고 칼로리만 가지고 있기 때문에 '빈 칼로리' 식품이라서 몸에 큰 해를 끼치지 않는다고 주장을 하는 사람들이 있다. 이 말은 일면 맞는 말이기도 하다. 그렇지만 그것은 빙산의 일각만을 본 소견이고 전체를 모르고 하는 말이라서 틀렸다고 할 수 있다.

설탕은 포도당과 과당이 1:1로 섞여 있는 이탄당 가공 당분이다. 이중에서 과당은 포도당에 비해 간에서 지방으로 더 빨리 전환되어 VLDL이란 지단백 입자에 실려 혈류 속으로 방출된다. 그로 인해 혈중 중성지방과 콜레스테롤 레벨이 모두 증가되고 지방 조직에 중성지방이 축적되며 각종 대사성 질환이 더 많이 발생하게 된다. 또한 과당은 인슐린과 렙틴 호르몬에 대한 세포 저항성이 발생하는데 있어 포도당에 비해 더 많이 기여하기 때문에 비만, 대사증후군, 당뇨 등을 유발시키는 작용에도 크게 관여한다고 볼 수 있다.

이 밖에 설탕은 강한 중독성(코카인의 10배)을 지니고 있어 사람들로 하여금 자꾸 먹고 싶은 충동을 느끼게 만든다.

이런 이유로 설탕 섭취를 단순히 칼로리 문제로만 국한시켜 변명하려는 태도는 문제의 본질을 호도시키려는 불순한 의도라고 생각하지 않을 수 없다. 설탕은 분명 칼로리 문제가 아닌 대사와 호르몬 불균형, 각종 염증 유발, 거기에다 중독 발생 등과 같은 여러 복합적인 기능상의 문제들을 동시에 지니고 있는 현대 영양학과 의학 분야에서 가장 큰 골치덩어리라는 점을 분명하게 그리고 솔직하게 인정해야 한다.

11. 고지방 식품을 먹으면 살이 찐다.

지방을 먹으면 살이 찐다는 생각은 인식의 오류에서 오는 대표적인 착각 현상이다. 우리 몸의 지방에는 두 가지 종류가 있다. 피부 밑의 피하지방과 복강 속의 내장지방.

우선 사람마다 지방 섭취속도가 다르고 그 양이 제한되어 있다. 그러므로 지방을 많이 먹었다고 그것이 다 몸 속으로 흡수되는 것이 아니라는 점을 이해할 필요가 있다. 또한 외부에서 섭취한 지방은 인슐린 분비를 자극하지 않기 때문에 주로 피하지방으로 가서 건강한 체형을 구성하는데 관여한다. 그러나 당분의 과다 섭취는 인슐린 분비를 자극하여 잉여 당분을 지방으로 전환시켜 저장하게 만드는 결과를 초래한다. 이를 신생지방합성(de novo lipogenesis)이라고 한다. 다시 말해 탄수화물의 과다 섭취가 몸 속에서 지방 합성을 증가시켜 살을 찌게 만든다는 이야기다. 이렇게 탄수화물로부터 전환되어 형성된 지방은 주로 복강 내의 내장지방 형태로 저장된다.

그러므로 살이 찐다고 해서 꼭 지방을 많이 먹어서 그렇다고 말할 수 없다. 오히려 탄수화물을 많이 먹어서 살이 찌게 되었다고 보는 견해가 맞다. 특히 식이 지방은 인슐린과 같은 호르몬 분비에 영향을 미치지 않지만 당분과 같은 탄수화물은 호르몬 분비에 영향을 미치기 때문에 내장지방 증가에 많이 기여한다는 사실을 깨달아야 한다.

그러므로 두 눈을 감고 자신의 뱃살이 어디에서 왔는지 솔직하게 스스로에게 물어 보아야 한다.

12. 운동은 심하게 할수록 좋다.

1970년대 저지방 식단과 함께 에어로빅 운동이 대유행을 탔다. 그렇지만 각종 연구 결과 지속적인 심폐운동을 심하게 하면 도리어 뼈, 근육, 호르몬 분비샘들에 나쁜 영향을 줄 수 있음이 밝혀졌다. 이는 너무 지나치게 힘든 운동을 장시간에 걸쳐 하게 되면 몸 속에 산화 스트레스를 가중시켜 자유기 발생이 증가하면서 혈관벽에도 플레이크가 축적되는 혈관 염증과 퇴행을 더욱 가속화시켜 주는 작용이 일어나기 때문이다. 실제로 장거리 마라톤 운동 같은 힘든 운동을 하던 사람들이 보통 사람들의 평균 수명보다 더 짧게 산다는 연구 결과들이 이런 사실을 뒷받침해 주고 있다.

그럼 어떻게 하는 것이 가장 좋은 운동인가? 우선 너무 힘들게 하는 것보다는 자신에게 맞는 정도로 적당량 운동을 하는 것이 좋다. 그리고 만약에 체지방 연소를 목적으로 하거나 또는 근육량 증가를 목적으로 하는 경우에는 고강도 간헐적 운동(high intensity interval exercise), 일명 폭발적 운동(burst exercise)을 하는 것이 좋다. 이는 1-2분 정도의 비교적 짧은 시간 동안 자신의 최대 심박수에 가까울 정도로 강한 운동을 하고 쉬었다가 다시 하는 것을 4-8회 정도 반복하는 것을 말한다. 이 경우 체지방은 운동 당시에 분해되는 것이 아니라 운동이 끝나고 나서 48시간까지 사이에 걸쳐 천천히 분해된다. 그러므로 이 기전을 잘 이용하려면 운동 후 에너지 섭취를 최대로 억제시키고 수면을 취하는 것이 좋다.

아무튼 운동은 무조건 강하고 빠르게 많이 하는 것보다는 자신의 상태에 맞게 스마트하게 하는 것이 가장 좋다는 점을 명심하길 바란다.

제3장

지방에 대한 올바른 이해

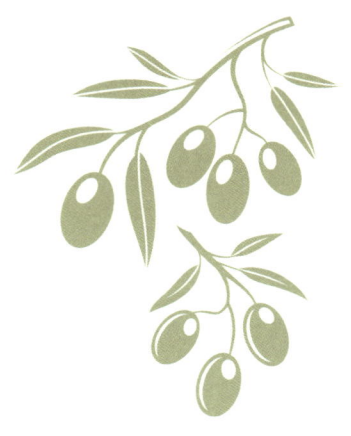

제3장
지방에 대한 올바른 이해

지방이란 단어가 주는 혼란

건강한 지방이 무엇인지 말하기 전에 지방이란 단어가 여러 의미로 사용되고 있어 많은 사람들에게 혼란을 불러 일으키고 있음을 지적하고 싶다. 우선 지방(fat)이란 단어가 먹는 식품 속의 영양성분 중 하나를 뜻하기도 하고 사람 몸 속의 구성 성분을 가리킬 때도 같은 단어를 사용하고 있다. 그러므로 지방이란 단어를 말할 때에는 이런 두 가지 의미를 항상 잘 구분해서 받아들여야 한다.

특히 먹는 식품으로서의 지방을 말할 때에는 주로 포화지방으로 이루어진 고체 지방 외에도 불포화지방의 비율이 많아서 액체 상태인

지방 식품 또는 고체 지방이라도 열을 가해서 용융시켜 액체 상태로 된 지방 식품을 오일(oil), 기름, 유(油)라는 다른 단어를 사용하여 표현하고 있기 때문에 일반인들에게 더욱 혼란스러움을 불러 일으키고 있는 듯하다.

여기에다 몸의 구성 성분으로서의 지방을 요즘과 같이 비만이 증가하고 있는 시대에 있어서는 선망의 대상이 아니라 경멸의 대상으로 생각하는 사람들이 늘어나면서 지방이란 단어가 몸 속에 쌓이는 불필요한 살 덩어리를 가리키는 말로도 비하되어 사용되고 있어 혼란뿐 아니라 소중한 단어에 부정적인 이미지가 더해져 천대받는 신세로까지 전락되어 버렸다.

또한 몸 속의 구성 성분일 경우에도 정상적인 지방 세포와 조직을 의미하는 것인지 아니면 그런 세포나 조직 속에 과도하게 축적된 잉여 지방을 의미하는 것인지에 있어서도 혼돈을 주고 있다. 이런 경우 모두 지방이란 단어를 사용하고 있기 때문에 지방 세포나 조직을 의미하는 것인지 아니면 그 안에 담겨있는 지방 덩어리인 중성 지방을 의미하는 것인지 분명하지 않은 경우도 많이 있으므로 항상 그 의미를 잘 파악하여 이해하는 습관을 갖도록 해야 한다. (**참고**_ 지질lipid이란 단어는 지방fat, 인지질phospholipid, 각종 스테롤-sterol 등을 모두 포함하는 명칭이다.)

지방의 의미와 종류

지방은 식품으로서도 그렇고 몸의 중요한 구성 성분으로서도 매우 중요한 위치를 차지하고 있다. 만약 우리가 사는 세상에 지방이 없다면 어떻게 될까? 아마도 생명현상이 지금과는 다른 방향으로 전개되지 않았을까 생각된다. 따라서 지방이란 단어에 대해 나쁜 선입견을 갖는 것 자체가 매우 잘못된 현상이라는 점을 지적하면서 지방에 대한 올바른 이해를 돕기 위해 지방의 의미와 종류를 먼저 살펴보기로 한다.

1. 식품으로서 지방의 의미

먹는 식품으로서의 지방은 주로 지방산을 의미한다. 물론 그것에는 동물성 지방산과 식물성 지방산 두 가지가 있다.

지방산(fatty acid)이란 탄소와 수소로 구성된 탄화수소 사슬의 마지막 탄소에 카르복실 산이 결합된 분자를 말한다. 그 구성 성분 중에 산소 원자가 적기 때문에 물에 잘 녹지 않는다. 인체에는 탄소수가 4개에서 24개까지 다양한 길이의 탄화수소 사슬이 형성될 수 있다. 그래서 이런 사슬의 길이에 따라 지방산을 단사슬, 중사슬, 장사슬 지방산으로 구분하기도 한다.

지방산은 생체 내에서 생화학적으로 분해되거나 합성되는데 이 회로를 '**지방산 회로**' 또는 '**베타 산화 회로**'라고 부른다. 이 회로는 탄소 2개 단위로 지방산을 합성하거나 분해하기 때문에 지방산은 거의 대부분 짝수 단위로 탄소수를 가지게 된다.

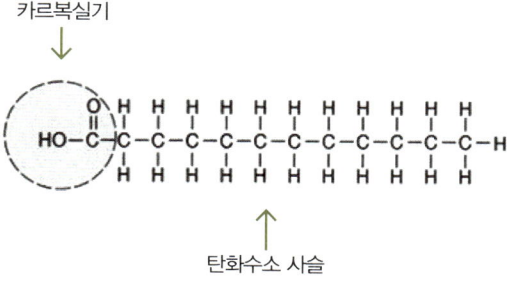

그림1 지방산의 기본 구조

또한 먹는 지방산은 탄화수소 사슬의 포화도에 따라 다음과 같이 4가지 카테고리로 분류하기도 한다.

- 포화지방
- 단일불포화지방
- 다중불포화지방
- 트랜스 지방(인공 불포화지방)

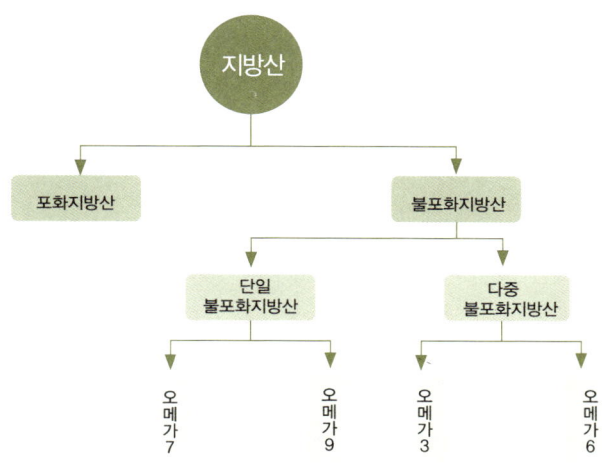

그림2 지방산의 종류

제3장 지방에 대한 올바른 이해   47

포화지방(Saturated Fats)

모든 탄소결합이 수소 원자로 다 채워진 상태를 포화 상태라고 하고 이런 지방을 포화지방(산)이라고 한다. 그러므로 탄소와 탄소 사이에 이중 결합은 없다. 대표적인 예가 스테아릭산이다. 동물에서 가장 흔히 존재하는 포화지방산이다. 포화지방산은 매우 안정적이라서 열과 빛, 산소 등에 의해 변질되거나 상할 염려가 없다. 여러분은 아마도 버터로 요리하는 것이 기름으로 요리하는 것보다 더 좋다는 말을 들어 본적이 있을 것이다. 그 이유는 버터의 주성분이 포화지방이라서 열에 안정적이기 때문에 그렇다. 또한 포화지방은 일직선 구조를 이룬다. 그래서 상온에서 고체 또는 반고체 형상을 갖고 쉽게 포장이 가능하다. 버터를 생각해 보면 알 수 있다. 버터가 단단한 이유는 그들이 포화된 상태라서 빳빳하게 팩킹 되어 있기 때문이다.

포화지방은 주로 동물과 열대성 오일에서 발견된다. 탄소수가 4개에서 24개까지 있고 이중 결합은 없다. 탄소수에 따라 탄소수가 4-6개인 경우는 단사슬, 8-12개인 경우는 중사슬, 14개이상인 경우는 장사슬 포화지방이라고 분류한다. 예를 들어 버터에 많이 들어 있는 뷰티릭 산은 4개의 탄소원자를 가지고 있고, 코코넛 오일에서 발견되는 카프릴 산은 8개의 탄소 원자를 가지고 있으며, 소고기에 들어 있는 스테아릭 산은 탄소수가 18개로 장사슬 포화지방에 속한다.

일반적으로 탄소수가 많을수록 즉 사슬이 길수록 더 단단해지고 녹는 용융점이 높아지며 소화시키기 더 힘들다는 특징을 갖고 있다. 그래서 긴 사슬의 포화지방산은 짧은 사슬의 포화지방산에 비해 지방 세포 속에서도 잘 뭉치려고 한다. 반면 단 사슬의 포화지방산은 쉽게 분해되고 소화되어 에너지 연료로 빨리 사용되는 경향을 갖고 있다. 이런 관점에서 보면 목적에 따라 포화지방도 좋고 나쁜 포화지방으

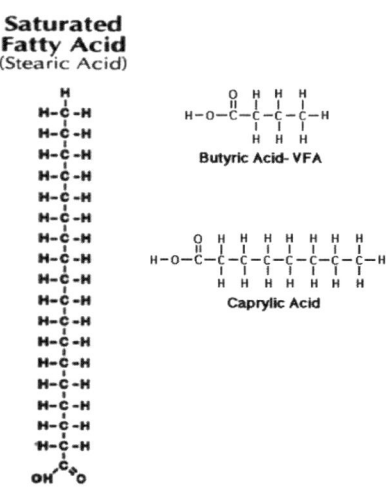

그림3 포화지방산의 종류

로 나눠 볼 수 있다. 아무래도 사슬이 긴 포화지방을 많이 섭취하면 이들이 몸 속의 지방 조직에서 뭉치려 하기 때문에 체지방을 증가시키는데 더 많이 기여할 것으로 생각된다. 그래서 포화지방도 전체를 하나로 보지 말고 이처럼 구분해 볼 줄 아는 지식이 필요하다.

포화지방은 붉은 색 육류, 우지, 돼지비계, 통우유, 버터, 기(ghee), 코코넛유, 팜유, 카카오 등에 들어 있다. 포화지방은 몸의 구성 성분과 에너지 연료로서의 역할을 하는 것이 기본이지만 비타민 A, D, E, K 그리고 칼슘과 같은 미네랄을 흡수하는 것을 도와주는 작용도 한다. 또한 세포막 구조를 튼튼하게 만들어 면역기능을 조절하여 주는 작용도 한다. 그래서 전신 건강과 안녕을 위해 꼭 필요한 기름으로 결코 심장병을 일으키는 기름이 아니란 사실을 명심하고 있어야 한다.

단일 불포화 지방(Monounsaturated Fats)

이것은 2개의 수소 원자가 모자라서 탄소와 탄소간에 이중결합이 한 개 존재하고 있는 지방을 말한다. 이중결합이 있으면 그 장소에서 구조가 꺽이게 된다. 그래서 더 이상 직선 구조가 아니라서 포화지방처럼 쉽게 팩킹을 할 수가 없다. 그러므로 상온에서는 액체 상태를 띠게 된다. 대표적으로 올리브 오일을 생각하면 된다.

이중 결합이 존재할 때에는 항상 장단점이 있다. 장점은 유연성을 제공한다는 것이고 단점은 언제든지 자유기 또는 활성산소에 의해 공격을 받아 손상될 수 있다는 점이다. 그래서 불포화지방은 항상 변질에 주의를 기울여야 한다.

우리 몸은 포화지방으로부터 단일 불포화지방을 만들어 낼 수 있다. 이것은 "desaturase"라고 부르는 효소 때문이다. "desaturase"라는 단어를 보면 이 효소가 하는 작용이 특별한 지방 분자를 포화상태에서 불포화상태로 바꾸는 작용을 하는 것임을 알 수 있다. 다시 말해 이 효소는 본질적으로 포화 지방의 사슬에다 이중결합을 첨가시키는 일을 하는 것이다. 예를 들어 탄소수 18개인 스테아릭 산은 이 효소에 의해 올레익 산으로 바뀌게 된다.

이제 불포화지방을 명명하는 방법을 살펴보자. 스테아릭 산은 18개 탄소에 이중 결합이 없는 포화지방이다. 올레익 산은 18개 탄소에 이중결합을 1개 가지고 있는데 그 위치가 메틸 그룹으로부터 9번째 탄소에 위치한다. 그래서 이를 오메가 9 지방산이라고 부른다.

올레익 산의 3차원 구조는 이중결합 위치에서 굽어져 꺾여 있다. 그래서 상온에서 액상을 이룬다. 이것은 cis- 형태의 구조다.(참고_ cis-와 trans-형태의 구조에 대한 정의는 나중에 다시 언급한다.)

올리브 오일에 들어있는 주된 단일 불포화지방산은 올레익 산이다. 단일불포화지방산은 올리브 외에 나무 견과류, 마카다미아, 아몬드, 피칸, 캐슈, 참깨, 들깨, 땅콩, 아보카도 같은 식물성 식품과 동물성 육류 속에도 들어있다. 여기서 이해할 점은 자연계의 지방은 순수하게 어느 한가지 지방산만으로 100% 구성된 지방은 없다는 사실이다. 대부분의 자연계 지방은 단일불포화지방, 다중 불포화지방 그리고 포화지방들이 혼재된 상태로 존재한다. 다만 이중에서 어느 것이 가장 많은 비율로 존재하느냐에 따라 해당 식품이나 식재료를 분류하게 된다는 점을 이해하고 있어야 한다. 예를 들어 단일불포화지방을 대표하는 것으로 알려진 올리브 오일을 보면 실제로 그 속에는 포화지방도 있고 다중불포화지방도 들어있다. 그렇지만 단일불포화지방이 다른 것에 비해 상대적으로 높은 비율을 차지하기 때문에 단일불포화지방 식품으로 분류하는 것일 뿐이란 사실을 알고 있어야 한다. 우리나라에 많은 들기름이나 참기름도 마찬가지로 포화, 단일불포화, 다중불포화지방산을 모두 함유하고 있다.

실제 식품으로서의 단일불포화지방은 포화지방과 큰 차이가 없다. 하는 역할도 비슷하다. 그러므로 이것은 불포화지방산이라도 필수지방산에 속하는 것은 아니다. 그렇지만 이것을 많이 섭취하면 상대적

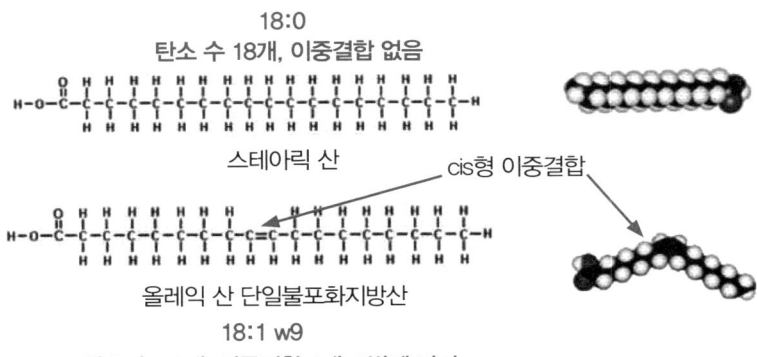

그림4 포화지방과 단일불포화지방의 비교

으로 포화지방을 적게 섭취하게 되므로 지중해식 식단의 유행과 더불어 많은 인기를 누리고 있다. 특히 심혈관 건강에 좋다고 알려지면서 포화지방을 대체하는 지방으로 각광을 받고 있다. 그러나 포화지방의 누명이 벗겨진 지금에 와서는 일부러 포화지방 대신에 올리브유 같은 단일불포화지방산을 적극적으로 섭취하려고 극성을 떨 필요까지는 없다고 생각한다. 중요한 것은 세포막의 기능을 최적화시키는 것이기 때문에 이런 관점에서 보면 포화지방과 불포화지방이 모두 필요하다. 다만 이들간의 비율을 조절하여 세포막의 기능을 어느 방향으로 유도할 것인지 결정하면 된다. 일반적으로 불포화지방의 비율이 높아지면 세포막이 유연해지고 투과성이 증대되는 것으로 알려져 있다. 그러나 너무 투과성이 증대되면 불필요한 독소들이 많이 들어오고 소중한 영양물질들이 빠져 나갈 수 있기 때문에 적당한 선을 유지하는 것이 건강을 위해 매우 중요하다.

올리브유는 단일불포화지방이기 때문에 요리할 때 90℃ 이상으로 열을 가하면 손상되어 자유기를 발생시킬 수 있고 엘라이딘 산(elaidic acid)이라는 트랜스 지방을 만들기 때문에 주의해야 한다.

다중 불포화지방(Polyunsaturated Fats)

다중불포화지방은 2개 이상의 이중결합을 가지고 있는 것을 말한다. 이중결합의 자리에서 사슬이 꼬이고 돌고 하기 때문에 쉽게 팩킹이 안 된다. 그리고 녹는 용융점이 매우 낮고 냉장 상태에서도 액체 상태를 이룬다.

이중결합으로 탄소가 수소 원자를 잃어버리니까 쌍을 이루지 못하고 남는 전자들이 이중 결합 주위에 존재하게 된다. 그래서 이처럼 쌍을 이루지 못한 전자들 때문에 반응성이 매우 좋다. 이 말은 화학적으로 불안정하다는 것을 의미한다. 그래서 이 점이 실제적으로 장점이 될 수도 있고 단점이 될 수도 있다. 장점이 되는 경우는 반응성이 좋아서 몸에서 일어나는 여러 화학반응에 효율적으로 참여하게 된다는 점을 들 수 있다. 그러나 이점은 동시에 쉽게 손상될 수 있다는 단점으로 바뀔 수도 있기 때문에 이런 불포화 이중결합의 이중적 의미를 잘 기억하고 있어야 한다.

다중불포화지방은 액상이기 때문에 열, 빛, 산소에 의해 쉽게 손상된다. 따라서 열을 가하는 요리에 사용하면 분해되면서 더 많은 이차

독성 자유기를 만들어 내게 된다. 또한 보관 중에도 햇빛이나 공기 중의 산소에 노출되면 쉽게 산화되어 변질된다. 따라서 다중불포화지방산은 항상 그 지방의 질적인 상태가 매우 중요하다. 변질되었거나 산화된 지방을 섭취하게 되면 몸 속에서 독한 염증 반응을 일으키기 때문에 사전에 이를 막는 것이 중요하다. 예를 들어 다중불포화지방산은 바로 사용하는 것이 좋고 보관하려면 빛이 통하지 않는 갈색 병에 담아 그늘지고 서늘한 곳에 보관해야 한다. 공기 중에 노출되면 쉽게 산화되기 때문에 뚜껑을 단단히 막아야 하고 가능한 빨리 소비하는 것이 바람직하다. 또한 이런 기름을 가지고 열을 가하는 볶음, 튀김, 굽는 요리를 하는 것은 위험하다고 말할 수 있다.

본래 자연상태에서는 다중불포화지방산이 cis- 형태로만 존재한다. 즉, 이중결합 주변의 양쪽 수소원자가 같은 쪽에 위치하는 형태로 말이다. 이들이 반대로 위치하면 이를 trans- 형태라고 말한다. 나중에 말하겠지만 트랜스 지방은 좋은 지방이 아니다.

이번에는 다중불포화지방산의 종류에 대해 알아보자. 다중불포화지방산에는 이중결합의 위치에 따라 오메가 6와 오메가 3 지방산 두 가지 종류로 크게 구분한다.

오메가 6 지방산은 이중결합이 처음 시작하는 위치가 메틸 그룹으로부터는 6번째 탄소이기 때문에 그렇게 부르는 것이다. 다중불포화지방이기 때문에 이중결합이 여러 개 존재하는데 이중결합간의 거리는 보통 탄소 3개 정도의 거리를 두고 생기게 된다. 이중결합 자리에서 사슬이 접히고 돌고 하기 때문에 이보다 더 가까워지면 구조적으로 만들어 질 수가 없다.

대표적인 오메가 6 지방산은 리놀레산(LA; linoleic acid)이다.

한편 오메가 3 지방산은 이중결합이 처음 시작하는 위치가 메틸 그룹으로부터는 3번째 탄소 자리이기 때문에 그렇게 부르는 것이다. 알파-리놀렌 산 (ALA; alpha linolenic acid)이 대표적이다.

오메가 6 지방산은 친염증 작용에 참여하고 오메가 3 지방산은 항염증 작용에 참여한다. 그래서 몸 속에서 이들이 1:1 균형을 이루고 있는 것이 가장 바람직하다. 그러나 우리가 섭취하는 대부분의 식품 속에는 오메가 6가 월등히 많이 들어 있어 이들간의 균형이 어긋나기 때문에 문제가 되고 있다.

다중불포화지방은 동물성 육류에도 들어있지만 이는 소량이고 예외적으로 동물성 식품 중에서 찬물에 사는 냉수어족(연어, 송어, 청어 등) 속에 많이 들어있다. 그리고 곡물, 콩, 옥수수, 카놀라, 해바라기 씨, 아마씨, 땅콩, 호두 같이 씨앗류나 견과류 속에 들어 있는데 과거에는 이런 식품들을 그냥 통 채로 먹었기 때문에 많이 먹을 수가 없었다. 그러나 이들로부터 식물성 기름을 추출하는 방식이 개발된 이후부터는 식용유와 경화유란 이름으로 많이 그리고 쉽게 섭취할 수 있게 환경이 변해 버렸다. 그래서 다중불포화지방산이 인체에 꼭 필요한 필수지방산이긴 해도 오늘날과 같은 현실에서는 너무도 쉽게 섭취할 수 있는 상황이라서 필수지방산이란 말의 의미가 무색할 정

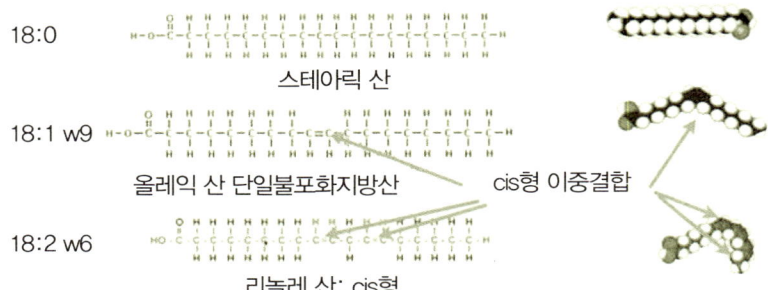

그림5 포화지방(SaFA), 단일불포화지방(MUFA), 다중불포화지방(PUFA)의 구조 비교

도로 다중불포화지방산 과잉의 시대를 살고 있는 중이다.

　다중불포화지방산은 우리 몸 속에서 만들 수 없기 때문에 음식을 통해 섭취해야 한다. 그래서 앞서 말했듯이 필수 지방산이라 불린다. 몸 안에서 국소적 원시 호르몬인 아이코사노이드(예: 프로스타글란딘, 루코트리엔)를 만드는데 사용되고 뇌신경과 눈 조직에 필요한 EPA와 DHA를 구성하는데도 필요하기 때문에 일정량 이상을 반드시 섭취해야 한다. 문제는 오늘날 식용유와 경화유를통해 너무 많은 오메가 6 지방산을 섭취하고 상대적으로 오메가 3 지방산은 적게 섭취하는 데 있다. 이로 인해 오메가 6와 3의 균형이 깨져서 몸에서 염증 반응이 만성적으로 활발하게 일어나 통증과 부종, 노화와 퇴행성 변화들이 촉진되는 환경이 조성되고 있는 것이다. 따라서 오메가 6 지방산의 과다 섭취를 견제하고 염증과 퇴행을 막기 위해 양질의 오메가 3

지방산을 적극적으로 섭취하여 양질의 영양소가 나쁜 영양소의 유입을 방어하고 구축하는 역할을 하도록 만들어야 한다.

오메가 3 지방산이 많은 것으로는 씨앗 중에는 아마씨, 대마씨, 치아씨 등이 있고 동물성으로는 생선 및 생선유, 크릴새우, 해조류(algae) 등이 있다.

다중불포화지방 중에 탄소수가 20개 이상이면서 그 속에 이중결합을 5개 이상 가지고 있는 것을 슈퍼불포화지방산(Super Unsaturated Fatty Acids)이라고 따로 부른다. 여기에 속하는 것으로는 EPA와 DHA가 있다. EPA는 탄소 20개에 5개의 이중 결합을 가지고 있고 DHA는 탄소 22개에 6개의 이중결합을 가지고 있다. 모두 메틸 그룹으로부터 3번째 탄소에서부터 이중결합이 시작하는 구조를 가지고 있기 때문에 정의상 오메가 3 지방산에 속한다. 이런 지방은 이중결합이 많기 때문에 쉽게 변하는 성질을 강하게 가지고 있다. 그래서 정말로 주의하지 않으면 오히려 손상 받아 분해되기 쉽다. 그렇지만 반대로 이렇게 높은 반응성을 잘 이용하면 우리 몸의 건강상에 많은 이점도 챙길 수 있기 때문에 각광을 받고 있다. 특히 DHA는 뇌 속 신경 시냅스, 눈 속 망막, 부신, 성샘 등에 풍부하게 존재하고 있다. 다시 말해 생화학적으로 가장 활발한 몸 속 세포들 주변에 이들이 분포하고 있는 것이다. 한편, EPA와 DHA는 프로스타글란딘 1과 3 계열의 물질을 만드는데도 사용되어 세포막 주변에서 항염증 작용을 하는데도 깊이 관여하고 있다.

이론적으로 EPA와 DHA는 간에서 ALA로부터 전환되어 생길 수 있다. 그러나 그 전환율은 사람마다 다르고 실제 높은 편이 아니라서 이들을 주로 식품으로부터 섭취할 것을 권장하고 있다. 연어, 대구처럼 찬물에 사는 냉수어류는 용융점이 매우 낮은 EPA와 DHA를 많이 가지고 있어 찬 물 속에서도 기름이 굳지 않고 액체 상태를 유지할 수 있다.

트랜스 지방(Trans fats)

이 지방은 불포화지방을 인공적으로 변형시켜 만든 프랑켄쉬타인 같은 (반)고체지방이다. 불포화지방이 액체라서 운반과 포장이 불편하고 실제로 식품 가공에 응용하기가 불편하자 이를 고체화 시키기 위해 이중결합에 수소첨가반응을 시키게 된 것이다. 그 과정에서 이중결합이 수소 원자로 다 채워지면 완전 인공 포화지방이 만들어지지만 여러 개의 이중결합 중 일부가 남아있는 상태가 되면 부분 포화지방이 된다. 부분 포화지방이 만들어 질 때 남은 이중결합에서 원래 자연계에 존재하는 형태인 cis- 구조(이중결합 양쪽의 수소 원자가 같은 쪽에 위치하는 구조)가 trans- 구조(이중결합 양쪽의 수소 원자가 반대 쪽에 위치하는 구조)로 바뀌게 된다. 그래서 이런 지방을 통틀어서 트랜스 지방이라고 부른다. 그러므로 트랜스 지방은 천연지방이 아니라 다중 불포화지방에 부분적으로 수소첨가반응을 시켜 만든 인공 지방인 것이다. 이 때 이중 결합을 완전 포화시킬수록 지방의 강도가 단단해지고 완전 포화가 될수록 지방이 산화에 저항력이 생겨 플라스틱처럼 변한다. 그래서 완전 수소첨가 반응을 시킨 불포화지방을 일명 '플라스틱 지방'이라고도 부른다.

트랜스 지방이 되면 분자 구조가 빳빳해진다. 그래서 우리 몸의 면역시스템이 이들을 몸 속의 자연물질이 아닌 이물질로 인식하게 되어 각종 염증 반응을 일으키게 된다. 그래서 절대로 섭취하면 안 되는 나쁜 지방이라 할 수 있다. 그러나 현대인의 식생활에 있어서는 식용유와 경화유(마가린, 쇼트닝)를 사용하지 않고서는 가공 식품(각종 제빵, 제과, 튀김, 패스트푸드 제품들)과 길거리 식품의 대부분을 만들 수가 없기 때문에 많은 사람들이 알게 모르게 트랜스 지방을 계속 섭취하고 있는 실정이다.

또한 트랜스 지방은 불포화지방에 열을 가하는 조리 과정에서도 생겨난다. 그러므로 고기를 굽거나 식용유나 경화유을 사용하여 조리를 할 때 트랜스 지방의 발생이 불가피하게 일어난다는 점도 알고 있어야 한다.

실제로 트랜스 지방은 우리 몸에서 빠져나가는데 약 51일 정도의 반감기를 가지고 있다. 그래서 매일 조금씩 섭취하게 되면 이들이 몸 안에 축적되어 각종 염증 반응 특히 혈관벽에 염증을 일으키게 된다. 그래서 2013년 미국 FDA는 우여곡절 끝에 트랜스 지방을 인간이 먹어서는 안될 지방으로 규정하기에 이르렀다. 트랜스 지방은 세포막에 축적되면서 각종 세포막의 수용체 구조를 변화시킨다. 그래서 정상적인 생체 반응들이 일어나는 것을 방해한다. 가장 대표적인 것이 바로 인슐린 수용체를 변화시켜 인슐린 저항성을 일으키는 것이라 할 수 있다. 이 밖에 다른 호르몬 기능도 방해하여 호르몬 불균형과 대사 장애 및 체중 증가 등을 초래하는데 기여한다. 또한 면역 세포들을 자극하여 혈관염, 관절염, 신경염 등을 일으키고 몸 속 환경을 친염증성 환경으로 전환시키는데 기여한다. 그래서 각종 전신성 염증 및 만성 염증 심지어 자가면역성 질환을 유발하는데도 관여할 것으로 추정되고 있다.

> **참고**
>
> 자연계에 존재하는 지방 중에 trans-구조를 가지고 있어 정의상으로 트랜스 지방이면서 인공이 아닌 천연 지방이 있다. 이것은 공액리놀레산, 일명 CLA(conjugated linoleic acid)라는 것으로 풀을 먹고 되새김질을 하는 건강한 소의 몸 속이나 우유 속에서 발견되는 지방이다. 이 지방은 오히려 염증을 치유하는 기능을 가지고 있다.

2. 몸의 구성 성분으로서 지방의 의미

지방(fat)이란 지질(lipid)의 한 종류다. 우리 몸 속에는 3가지 종류의 지질이 있다. 중성지방, 콜레스테롤, 인지질이 그것이다. 지방은 이중에서 주로 중성지방이나 또는 그것을 구성하는 지방산 사슬을 가리킨다. 중성지방은 원어로 트리글리세라이드(triglyceride)라고 하는데 이것은 3개의 지방산과 한 개의 글리세롤이 결합한 형태라는 것을 의미하는 단어다. 콜레스테롤은 지질의 다른 형태로 분자 구조가 지방과 달라 보통 지방이라고 말하지 않고 따로 분류하여 말하고 있다. 인지질은 2개의 지방산에 글리세롤과 인, 콜린 등의 친수성 부분이 머리 모양으로 붙어있는 지질을 말한다.(**참고**_ 인체에는 없는 지질로 지방산과 알코올이 결합하여 만든 에스테르인 왁스라는 것도 있다.)

따라서 우리가 지방이란 단어를 사용할 때에는 우선 지질이란 단어와 구분해서 이해해야 하고 화학적으로 물과 혼합되지 않은 지방산 사슬 부분을 가리키는 말이란 점을 알고 있어야 한다. 그래서 지방을 지방산 사슬의 준말이라고 생각하는 것이 맞다.

여기서 또 다시 언급할 점은 지방을 부를 때 매우 다양한 용어가 사용되고 있어 일반인들에게 많은 혼란을 가져다 주고 있다는 사실이다. 그 중 한 예로 포화지방과 중성지방이란 단어의 혼용을 들 수 있다. 앞서 말했듯이 중성지방은 3개의 지방산(포화지방이든 불포화지방이든)과 1개의 글리세롤의 결합물을 일컫는 말이고 포화지방은 중성지방을 구성하는 지방산의 한 종류에 해당된다. 중성지방을 구성하는 지방산이 꼭 포화지방만 있는 것이 아니고 불포화지방산도 얼마든지 중성지방의 구성요인이 될 수 있다. 그런데도 많은 사람들은 중성지방이 곧 포화지방인 것처럼 알고 있다. 이런 혼동을 하게 된 이유는 동물성 중성지방이 실온에서 고체 상태라서 그 속에 포화지방이 우세하게 들어있는 양상만이 두드러져 보였기 때문에 그런 것이라 생

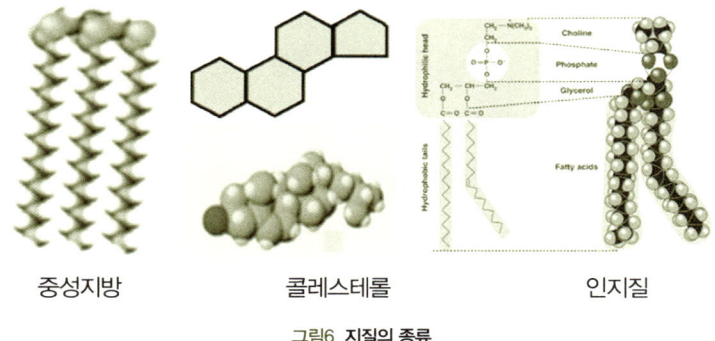

중성지방   콜레스테롤   인지질

그림6 **지질의 종류**

각된다. 그러나 실제 동물성 중성지방 속에는 포화지방 말고도 불포화지방산 특히 단일불포화지방산이 함께 들어있다. 육류를 가열하면 녹아서 흘러나오는 기름을 보고 이들 불포화지방산의 존재를 확인해 볼 수 있다.

중성 지방

인체의 지질 대부분은 중성지방 형태로 되어 있다.(97% 이상) 중성지방은 글리세롤에 지방산이 3개 붙어 있는 지질을 말한다. 지방산은 포화지방산, 단일불포화지방산, 다중불포화지방산 어느 것이든 관여할 수 있다.

이것을 쉽게 생각하려면 닭 수프 또는 다른 곰탕 국물을 생각해 보면 된다. 그것들을 냉장고에 넣고 밤새 두었다가 아침에 꺼내보면 그 위에 걸쭉한 지방층이 생긴 것을 확인할 수 있다. 이것이 바로 눈으로 볼 수 있는 대표적인 중성지방에 해당된다.

이런 점 때문에 많은 사람들이 중성지방 또는 중성지방을 구성하는 성분인 포화지방에 대해 많은 오해를 갖게 되었다고 생각한다. 동물성 중성지방 또는 포화지방은 가열하지 않는다면 생체 밖의 상온에서 그대로 굳은 상태로 있게 된다. 그래서 사람들이 이런 동물성 중성지방(포화지방)을 섭취하면 몸 속에 들어가서 혈관 속에서도 굳어서 혈액의 흐름을 막게 만든다고 착각을 하게 된 것이다. 그렇지만 이는 생체 속(in vivo)과와 생체 밖(ex vivo)의 조건 차이를 모르는 일반인들의 생각이지 실제 생체 속에서의 상황은 절대 그렇지 않다. 나중에 이야기 하겠지만 생체 속에서는 특히 혈액 속에서는 지방이 단독으로 이동하는 일은 없고 대부분 지단백(lipoprotein)이란 운반 수단에 실려서 이동하기 때문에 생체 밖에서처럼 지방이 굳어버리는 일은 일어나지 않는다.

문제는 우리 몸 속의 중성지방 특히 혈중 중성지방이 어디에서 오는가 하는 점이다. 만약 이것이 전적으로 먹는 지방을 통해서 온다고 하면 식사를 통해 동물성 포화지방 섭취를 조절하는 것이 매우 효과적일 것이다. 그러나 우리 몸은 그렇게 간단하지 않다. 우리 몸은 당분을 가지고도 중성지방을 합성할 수 있는 능력을 가지고 있다. 이를 신생지방합성(de novo lipogenesis) 과정이라고 부른다. 그래서 당분을 많이 섭취하게 되면 사용하고 남는 당분을 가지고 이를 중성지방으로 전환시켜 지방 세포 속에 보관하는 능력을 가지고 있다. 이런 이유 때문에 몸 속 중성지방에 대해 논하려면 이야기가 복잡해져서 식이 포화지방만 가지고는 안되고 식이 당분까지도 함께 고려해야만 정확한 논의가 이루어 질 수 있다.

아무튼 몸 속 중성지방은 식이 포화지방 섭취와 식이 당분 섭취 두 가지와 밀접한 관련이 있고 이 과정에는 인슐린과 렙틴을 포함한 호르몬의 변화가 내재되어 있기 때문에 이들을 모두 아우르고 포괄하는 기능적 관점에서 접근해야만 문제를 제대로 해결할 수 있게 된다. 여러분이 이런 기능적 영양학을 이해하게 되면 만성 질환을 약과 수술 없이 음식만으로 치료할 수 있는 길을 바라볼 수 있게 된다.

(**참고**_ 당뇨, 대사증후군, 동맥경화증, 심혈관질환 같은 만성 성인병 발생에서 중성 지방이 중요한 위험인자 역할을 하고 있다. 그런데 이 중성지방 레벨의 상승이 동물성 포화지방 섭취 때문인지 아니면 식이 당분이나 전분 때문인지는 분명하게 구분되지 않기 때문에 확실하게 나눠서 각각의 기여도를 가중치를 달리해서 설명할 필요가 있다. 그래서 12시간 이상 공복 상태를 유지한 후에 혈중 중성지방 레벨을 체크해 보는 방법을 사용하여 이들의 차이를 그나마 구분해 보려 하고 있다. 만약 공복 시 중성지방 레벨이 증가되어 있으면 이는 포화지방보다는 탄수화물 섭취로 인해 증가되어 있을 가능성이 높음을 의미한다. 즉, 인슐린 저항성 발생에 의한 중성지방 증가라고 평가할 수 있는 것이다. 그러므로 항상 각 개인별로 이 문제를 정확하게 판단하려는 노력을 하는 것이 필요하다.)

중성지방은 몸 속 레벨 특히 혈중 레벨을 스스로 조절할 수 있는 기전을 가지고 있지 않다. 그래서 식이적 영향을 크게 받는 편이다. 식이 지방은 물론 식이 탄수화물의 영향까지도 같이 받는다. 게다가 사람마다 이런 영양소들의 선천적인 소화 흡수 능력에 차이가 있기 때문에 그에 따른 영향도 함께 받게 된다. 이런 여러 가지 이유로 혈중 중성지방 레벨이 상대적으로 변화의 폭이 크고 그 수치를 해석할 때에는 반드시 각 개인별로 기능적인 관점에서 판단을 해야 함을 강조하지 않을 수 없다.

중성지방은 그 역할이 주로 에너지 연료로 사용되는 것이기 때문에 몸 속의 에너지 레벨과 대사상태를 반영해 주고 있다고 보아야 한다.

(**참고**_ 제8장 지방과 건강: 중성지방 편)

콜레스테롤

콜레스테롤은 스테로이드 형태로 된 지질로 중성지방과는 그 구조가 완전 다르다. 그래서 분자들이 오밀조밀하게 모여 높은 밀도를 이루고 있다. 동물성 스테롤이라서 사람을 포함한 모든 동물들이 이를 자체 생산할 줄 안다. 사람의 경우 필요에 따라 하루에 3,000mg 정도 만들어 낼 수 있다.(간에서 2,000mg, 다른 세포에서 1,000mg) 그래서 중성지방과 달리 콜레스테롤 레벨은 식이적 영향을 덜 받는다. 혈중 콜레스테롤 레벨의 약 5%정도 범위 안에서만 식이적 영향을 단기적으로 받는 것으로 알려져 있다. 나머지는 간과 기타 세포 속에 내장된 콜레스테롤의 자가감지 시스템에 의해 적절하게 조절되고 있다. 예를 들어 콜레스테롤을 적게 섭취할 경우 몸에서 콜레스테롤이 필요하면 그 만큼 더 많이 자체 생산할 수 있고 반대로 많이 섭취해도 몸에서 필요가 없다고 판단되면 콜레스테롤을 덜 흡수하고 더 많이 배설하는 조절기능을 가지고 있다.

　콜레스테롤은 장벽에서 그대로 흡수되는 것이 아니다. 흡수되어 이동할 때에는 다른 지방산과 결합하여 콜레스테릴 에스테르를 만든 뒤 흡수되어 이동한다. 식품으로서의 콜레스테롤도 단독으로 존재하지 않고 동물성 포화지방과 함께 존재하기 때문에 우리가 동물성 식품을 섭취하게 되면 불가피하게 이 두 가지를 같이 흡수하게 된다.

　우리가 소장에서 흡수하는 것도 바로 이런 콜레스테릴 에스테르 형태다. 콜레스테롤을 이렇게 콜레스테릴 에스테르로 포장하는 이유는 지방이 수용성이 아니기 때문에 혹시나 모세혈관 같은 가는 혈관들을 막히게 하는 것을 예방하기 위해서다. 지방산(포화지방이든 불포화지방 이든)이 중성지방으로 포장이 되는 것도 같은 이유라고 할 수 있다. 이들이 혈액 속에서 서로 분리되지 않고 문제를 일으키지 않도록 이렇게 일차 포장을 하는 것이다. 여기에 다시 혈액 속으로 이동할 때에는 지단백이란 단백질 옷을 입고 그 속에 숨겨져 가게 된다. 그래서 이를 이차 포장이라고 볼 수 있다. 이런 이유 때문에 지방이 혈액 속에서도 굳지 않고 이동할 수 있게 되는 것이다. 잘 알다시피 모세혈관은 큰 동맥이 아니라 아주 작은 가는 혈관이다. 그래서 여기에 지방이 박힌다면 말 그대로 미세 혈액 순환이 안되고 장애가 발생하게 될 것이 분명하다. 이런 일은 결코 일어나서는 안될 상황이기 때문에 우리 몸은 지방을 이런 식으로 일차, 이차 포장을 해서 만일의

사태에 대비하고 있는 것이다.

　콜레스테롤은 몸에서 아주 다양한 역할을 한다. 우선 세포막의 구성 성분으로 참여하여 세포막에 견고성을 제공하는 역할을 한다. 만약 세포막에 콜레스테롤이 없다고 하면 세포막은 찌그러져 그 형태가 유지되지 못할 것이다. 따라서 피부처럼 그 형태를 일정하게 유지해야 하는 세포의 경우 그 세포막 속에는 콜레스테롤이 높은 비율로 들어 있다. 또한 몸 속의 콜레스테롤의 25%는 뇌 속에 있다. 그것은 콜레스테롤이 신경세포를 둘러싸고 있는 절연 피막(수초)을 구성하는 주요 성분이고 신경간 시냅스 형성에도 깊게 관여하고 있기 때문이다. 그래서 콜레스테롤은 새로운 것을 배우고 기억하는 능력 등 인지 기능에 중요한 영향을 미치게 된다. 이것만이 아니다. 콜레스테롤은 스테로이드 구조이기 때문에 몸 안에서 각종 스테로이드 호르몬과 비타민 D, 담즙산을 만드는데 원료 역할을 한다. 이 밖에 콜레스테롤은 세포간 또는 세포 안팎으로 소통을 하는 단백질 경로를 조절하는 신호전달과정에도 참여하는 것으로 알려져 있다. 그래서 각종 생리적 기능을 조절하고 중재하는 일에도 간접적으로 관여하고 있다. 혈관벽에 상처가 났을 경우 콜레스테롤이 몰려들어 이를 임시방편으로 메워주는 역할을 하는 것도 그런 예 중 하나라고 할 수 있다. 콜레스테롤의 이런 합목적적인 기능을 두고 사건의 전후 관계를 파악하지 못한 채 콜레스테롤이 혈관벽의 상처를 유발시킨 원인이라고 판단했던 것은 정말 성급하고 잘못된 판단이었다. 따라서 이제부터 콜레스테롤이 혈관벽 플레이크의 원인이 아니라 다른 여러 원인에 의해 혈관벽에 상처가 생겼고 나중에 이를 메우러 콜레스테롤이 몰려간 것으로 생각을 고쳐 가져야 한다.

만약 우리 몸에 콜레스테롤이 너무 부족하게 되면 세포막의 기능이 저하되어 각종 대사 및 호르몬 기능이 떨어지고 뇌신경조직의 기능 약화로 기억력 저하, 우울증, 과격한 행동, 자살 충동 등을 느끼게 되며 암 발생 비율이 크게 증가하는 것으로 알려져 있다.

(**참고**_ 제6장 지방과 건강: 콜레스테롤 편)

인지질

인지질은 또 다른 형태의 지질로 인체 속 지방의 약 2% 정도가 이것으로 구성되어 있다. 인지질은 콜레스테롤과 더불어 세포막의 주요 구성 성분을 이룬다. 앞서 인지질은 2개의 지방산에 글리세롤, 인, 콜린 등이 머리 모양으로 붙어있는 구조라고 말했다. 지방산은 물과 섞이지 않는 소수성 부분을 이루고 글리세롤, 인, 콜린으로 구성된 머리 부분은 친수성 부분을 형성한다. 친수성 부분에는 다른 분자들이 추가로 붙을 수도 있으나 보통은 콜린이 가장 많이 붙게 된다.

세포막의 구조를 보면 이런 인지질이 이중으로 겹쳐져 있는 상태임을 알 수 있다. 그림에서처럼 소수성 꼬리 부분인 지방산 사슬 쪽이 안쪽으로 향해 있고 친수성 머리 부분이 바깥으로 위치하는 구조를 형성하고 있는 것이다. 지방산은 포화지방산일 경우에는 직선 구조

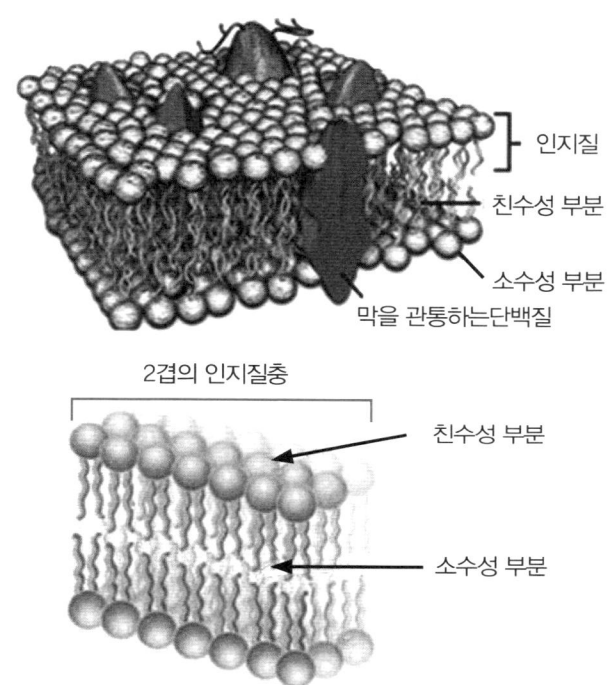

그림7 **세포막의 인지질 2층 구조**

이지만 불포화지방산일 경우에는 접힘이 있는 구조를 만들게 된다. 그러면 그 사이에 공간이 생기게 되고 여기에 여러 단백질들이 끼여 들 수 있게 된다. 이들이 세포막의 각종 수용체 및 소통 채널 역할을 하게 된다.

지방의 역할

지방은 몸 속에서 많은 역할을 한다. 그런데 많은 사람들이 지방 하면 우선 몸에 해롭다는 잘못된 선입관을 가지고 있다. 이는 아마도 외모와 체형에 대한 열등감 그리고 비만이 일으키는 각종 질병 때문에 그렇게 부정적인 생각을 하지 않나 생각된다. 과연 지방이 나이 들면서 몸 속에 쌓이는 쓰레기 더미 정도밖에 안 되는 것인지 아니면 다른 소중한 역할이 있는 것인지 알아보자.

우선 지방은 몸에서 에너지를 생산하기 위한 연료로 사용될 수 있다. 이는 탄수화물과 더불어 우리 몸이 사용하는 2가지 중요한 연료에 해당된다. 특히 지방은 그램당 9칼로리를 가지고 있어 그램당 4칼로리를 가지고 있는 탄수화물보다 칼로리적으로 더 진한 연료라 할 수 있다. 또한 지방은 탄수화물처럼 대사 쓰레기를 남기지 않고 완전하게 연소되는 청정 연료라고 할 수 있다. 다만 지방을 연소시키는데 다소 시간이 걸리기 때문에 탄수화물과 경쟁할 때에는 우선 순위에서 밀려 나중에 천천히 연소되는 단점을 가지고 있다. 그렇지만 이런 사항은 잉여 에너지를 저장하기 위한 측면에서 보면 오히려 더 유리한 점이라고 할 수 있다. 그래서 빨리 경쟁하고 생존을 위해 촌각을 다투는 상황에서는 탄수화물인 당분 연료가 유리하지만 스트레스가 줄어든 상황에서 장기적으로 버티는 상황에서는 지방을 연료로 사용하는 것이 훨씬 도움이 된다. 이런 이유로 최근에 나이 들면서 포도당을 사용하던 세포 엔진을 지방을 연소시키는 세포 엔진으로 전환시키려는 고지방 식단(일명 케토제닉 다이어트)이 많은 호응을 얻고 있다.(참고_ 제9장 고지방 식단)

몸에서 지방은 대부분 중성지방(triglycerides)의 형태로 저장된다. 그 결과 중성지방이 몸 속 지방의 95% 이상을 차지한다. 중성지방은 지방산으로 분해되고 지방산은 다시 분해되어 ATP 에너지를 생산하는데 사용된다.

지방은 또한 필수 절연 도구이다. 몸 속에서 전기나 열이 마구 통하지 않게 막아주는 작용을 한다. 그래서 체중이 많이 나가거나 체지방 비율이 높은 사람은 여름에 더위를 많이 타게 된다. 그 이유는 지방의 절연 효과 때문에 몸 속 내부의 열이 지방이란 옷 때문에 빨리 발산되지 못하기 때문에 그렇다. 반대로 겨울에는 추위를 덜 타는 이점도 있다. 인간을 포함하여 많은 동물들 중에 주로 극지방에 사는 동물들은 추운 기후에 적응하기 위해 몸 속에 많은 지방층을 가지고 있다. 또한 여성들은 남성들에 비해 피하지방층이 두껍기 때문에 임신 시 태아를 보호하고 일반적으로도 남성에 비해 추위를 덜 타는 편이라 할 수 있다.

지방은 또한 많은 중요 장기들을 보호하기 위한 쿠션 역할을 한다. 우리가 걷고 계단을 오르고 달리고 점프하고 할 때마다 몸 전체에 충격이 가해지는데 지방은 이 때 충격을 흡수해주는 역할을 하여 간, 췌장, 비장 따위의 장기들이 손상되는 것을 막아준다. 이런 이유로 몸 속 지방의 상당수가 복강 내에 존재하고 있다. 또한 뇌는 70%가 지방으로 되어 있다. 그래서 뇌 속에는 특별한 형태의 지방들이 존재하여 신경 세포와 회로들을 충격으로부터 보호해 주는 작용을 하고 있다.

또한 지방은 비타민 A, D, E, K 같은 지용성 비타민을 운반하는 역할을 한다. 지용성 비타민들은 이동하기 위해 지방을 필요로 하고 지방 역시 대사를 하는데 이들을 필요로 하기 때문에 서로 공생적 관계에 있다고 말할 수 있다.

이 밖에 지방은 세포막의 필수 구성 성분에 해당된다. 세포막은 세포의 안과 밖을 구분해주는 울타리로 이곳에 존재하는 각종 채널이나 수용체를 통해 세포의 영양 공급과 배설이 이루어지기 때문에 그 기능이 매우 중요하다. 세포막은 지질 중에서 인지질과 콜레스테롤로 구성되는데 인지질을 구성하는 지방산이 무엇이냐에 따라 그 투과성과 견고성이 결정된다. 포화지방은 촘촘한 울타리를 치는데 기여하고 불포화지방은 세포막에 유연성을 주는데 기여한다. 그래서 이 두 가지 지방산 성분 비율에 의해 세포막의 투과성 상태가 결정된다.

한편, 지방산 중에 다중불포화지방산인 리놀레산(오메가 6)과 알파리놀렌산(오메가 3)은 프로스타글란딘이란 국소 호르몬을 만드는 원료가 된다는 점에서 또 다른 중요한 의미를 갖고 있다. 이들은 사람의 몸 속에서는 합성이 되지 못하기 때문에 반드시 외부 식품으로부터 섭취해야 한다고 해서 필수 지방산으로 분류되고 있다. 이 밖에도 필수 지방산은 세포막의 구조에 참여하여 세포막의 기능, 특히 미토콘드리아 막의 변화를 유발하는 등의 중요한 기능을 담당하고 있다. 그래서 다중불포화지방산은 에너지 연료로서의 역할보다는 각종 기능성 작용에 더 중요한 역할을 담당하고 있다고 이해해야 한다. 그래서 필수 지방산이 부족하게 되면 성장이 지연되고 피부에 여러 장애가 나타나며 성적인 흥미를 잃고 불임이 되거나 시력 약화와 신경전달물질의 기능 저하 등의 여러 증상들이 나타나게 된다. 그러므로 이런 필수지방산의 부족을 예방하기 위해 건강한 지방인 오메가 3 지방산을 충분히(하루 3g 정도) 섭취해 주는 것이 필요하다.

표1 필수지방산 부족으로 인한 증상들

ALA의 부족	EPA와 DHA의 부족
성장 장애	잘 낫지 않는 습진
허약함	탈모
시력 저하와 학습 능력 저하	간/콩팥의 퇴행
운동 신경 부조화	수분의 과도한 소실
행동 변화	남성 불임
중성지방 레벨 증가	여성의 유산
고혈압	관절염 같은 상태
혈소판이 끈적거림	심혈관계 문제들
염증	상처 치유의 문제
피부 건조	성장 지연

그러나 필수 지방산이라고 해서 무조건 많은 양을 섭취하는 것은 좋지 않다. 특히 오메가 6 지방산 같은 불포화지방산은 많이 섭취할수록 좋지 않다. 불포화지방산을 너무 많이 섭취하면 포화지방과의 균형이 깨져서 세포막의 기능이 약해질 뿐 아니라 같은 불포화지방산 내에서도 오메가 3와 오메가 6 지방산의 균형이 어긋나기 때문에 각종 생리 기능에 좋지 않은 영향을 미치게 된다. 또한 불포화지방산

은 산화되기 쉬워서 과산화지질을 만들게 된다. 그러면 과산화지질이 이차 자유기 역할을 해서 알데하이드 같은 암을 유발시키는 물질들을 쉽게 만들어 낸다. 그러므로 불포화지방산, 특히 다중불포화지방산은 적당량 섭취하는 것이 바람직하다. 사람은 포화지방으로부터 다중불포화지방을 만들어 내지 못하지만 반추동물의 경우는 포화지방으로부터 다중불포화지방을 만들어 낼 수 있다.

마지막으로 지질 중에 콜레스테롤은 여러 생화학적 기능 및 생리작용에 관여한다. 앞서 언급했듯이 콜레스테롤은 스테로이드 호르몬(성호르몬 포함), 비타민D, 그리고 담즙산을 생산하는데 원료 역할을 한다. 담즙산은 섭취한 지방을 잘게 부수어 이멀젼화시켜 이를 소화시키는데 중요한 작용을 하기 때문에 궁극적으로 콜레스테롤이 소화작용을 돕는다고 말할 수 있다. 또한 콜레스테롤은 앞서 말한 세포막을 구성하는데도 참여하여 세포막의 구조를 견고하게 만드는데도 관여하고 뇌신경세포의 피복을 형성하는데도 참여하고 각종 손상된 부위를 수리할 때에도 필요한 역할을 한다.

지방 소화 과정

우리가 지질을 섭취하면 몸 속에서는 이를 기본 단위로 분해시켜 흡수하게 된다. 따라서 지방의 흡수는 지방산과 콜레스테롤의 흡수로 요약될 수 있다.

먼저 섭취한 지방 소화의 단계를 보자. 몇 차례의 단계가 있다. 지방은 소장에서, 특히 십이지장에서 소화, 흡수가 시작된다. 위장으로 음식이 들어오면 이들이 잘 섞여서 유미즙(chime)으로 만들어져 소장으로 넘어가게 된다. 그러나 유미즙이 소장의 첫 부분인 십이지장으로 들어와도 그 속에 있는 작은 지방 방울들은 그대로 흡수되지 않는다. 만약 이런 지방 방울들이 그대로 흡수된다고 해도 피 속에서 자유롭게 떠다닐 수가 없다.

그럼 어떻게 흡수되는가? 다음과 같은 비유를 먼저 생각해보자. 만약 삽겹살이나 생선 같은 지방질 식품을 손으로 만졌다고 해보자. 그래서 지방이 묻은 손을 물로 씻는다고 하면 손에 묻은 지방이 떨어져 나가지 않고 손에 그대로 남아 미끄러운 상태를 유지하는 것을 경험해 보았을 것이다. 그 이유는 물과 기름이 섞이지 않기 때문이다. 이럴 때 여러분은 어떻게 하는가? 지방을 이멀션화 시키기 위해서는 비누를 사용하게 된다. 이것은 비누가 지방을 아주 작은 방울로 분해시켜 물에 녹게 만들어 손에서 떨어져 나가게 해 주기 때문이다. 몸 속에서도 이와 같은 원리가 그대로 적용된다. 바로 담즙이 이런 비누 작용을 하는 것이다. 담즙의 주요 구성성분인 레시틴은 지방이 효소에 잘 노출될 수 있도록 표면적을 넓혀주는 작용을 한다. 즉 지방 방울을 잘게 쪼개는 역할을 하는 것이다. 그래서 지방분해 효소가 작용할 수 있도록 표면적을 넓혀 놓으면 여기에 지방분해 효소가 작용하여 지방을 소화시키게 된다.

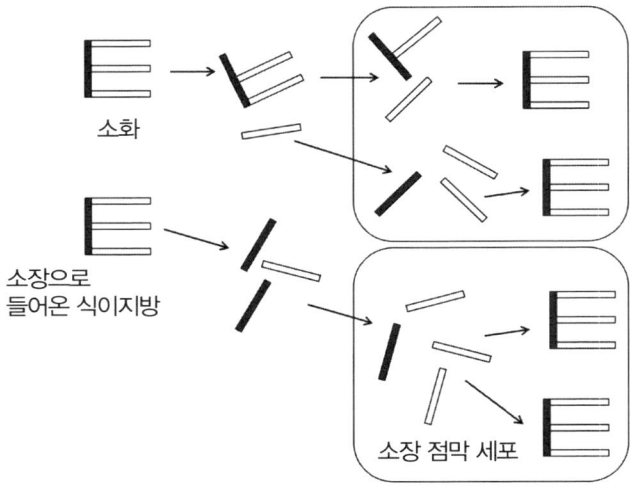

그림8 지방 소화 및 흡수 과정. 왼쪽은 소장 속의 루멘(lumen), 우측 사각형은 점막 세포라고 생각하자. 옅은 줄은 지방산이고 검은 줄은 글리세롤이다. 모든 줄이 따로 떨어지는 것이 소화된 상태다. 그 다음 이들이 확산으로 소장을 덮고 있는 점막세포 속으로 들어간다. 그리고 점막 세포 속에서 각 개별 사슬들이 다시 재조합 된다. 그래서 다시 중성 지방이 만들어지는 것이다.

 지방분해효소(lipase)는 췌장으로부터 생산되어 나오는데 중성지방을 기본 단위인 지방산과 글리세롤로 분해시키는 작용을 한다. 그러면 십이지장 점막에서는 기본 단위인 지방산, 글리세롤, 콜레스레롤 형태로 흡수하여 점막 세포 안에서 다시 중성지방과 콜레스테릴 에스테르로 재조립한다. 이렇게 해서 킬로마이크론(chylomicron)이란 큰 지단백을 형성하게 된다. 그러면 킬로마이크론은 림프관의 일종인 흉관(thoracic duct) 속으로 퍼져나가 나중에 다시 혈관 속으로 연결되면서 간과 조직으로 운반되게 된다. 이것이 바로 지방이 소화흡수되는 과정이다. 육류, 버터, 오메가 3 지방 등 어느 지방을 먹던 간에 이와 똑 같은 일이 일어난다. 때론 이런 과정이 불필요하고 비효율적

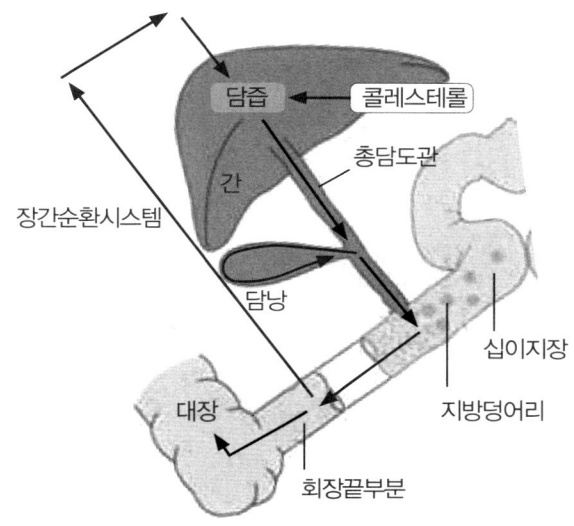

그림9 장-간 재순환(entero-hepatic recirculation) 회로.

이라고 생각할 수도 있다. 당분처럼 분해 흡수 후 바로 이동하지 않고 복잡하게 분해하였다가 흡수 후 다시 재조립하는 과정을 거치는 것은 지방이 물에 녹지 않는 성질을 가졌기 때문에 그렇다. 그리고 이로 인해 사람마다 지방을 소화, 흡수하는 능력에 차이가 있어 대사체질적인 구분이 생기게 된다는 점을 잘 알아두고 있어야 한다.

다시 한번 강조하지만 사람마다 지방을 소화, 흡수하는 소장의 능력에 차이가 있다. 평균적으로 소장은 시간당 약 10g 정도의 지방만을 소화시킬 수 있는 능력을 가지고 있다. 그래서 지방이 많은 식사를 하면 이를 소화시키는데 오랜 시간이 걸리기 때문에 배고픔을 느끼는 시간이 길어지고 때론 이를 다 소화시키지 못하고 배설시키는 일이 발생하게 된다. 바로 이런 차이가 사람마다 지방에 대한 반응 및 인식의 차이를 불러오게 되는 가장 중요한 요소라고 생각한다.

또한 우리 몸은 콜레스테롤을 그대로 버리지 않고 재활용하는 시스템도 가지고 있다. 담즙이 콜레스테롤을 배출하는 수단이기도 하지만 만약 몸에 콜레스테롤이 부족할 경우에는 소장의 말미 회장 부분에서 이를 재흡수하여 몸 속 콜레스테롤 레벨을 일정하게 유지할 수 있는 장치를 가지고 있다. 이를 '장-간 재순환(entero-hepatic recirculation) 회로'라고 부른다.

지방의 운반

지방은 물에 녹지 않기 때문에 만약 당분처럼 그대로 혈액 속으로 흡수되면 어떤 일이 벌어질까? 분명히 혈액이 두 층으로 구분될 것이다. 즉, 지방층과 수분으로 구성된 나머지 혈액층으로 말이다. 그렇게 되면 어떤 일이 벌어질까? 가령 사람이 서있을 때에는 머리 쪽으로는 지방층만 갈 것이고 다리 쪽으로는 수분으로 된 혈액층만 갈 것이다. 또한 지방만으로 이루어진 액체가 혈관 속을 흐르게 되면 우선 아주 가는 모세혈관벽에 들러붙어 미세순환을 막아버릴 것이다. 그러므로 사람이 살지 못하게 될 것이 뻔하다. 이런 일이 일어나지 않도록 우리 몸 속에는 지방을 운반하는 특별한 기전이 존재한다. 그것이 바로 지단백(lipoptrotein)이란 포장 시스템이다.

지단백은 지방이 수분과 직접 접촉하지 않게 감싸주는 구조물을 말한다. 그림처럼 안쪽에는 지방이 들어 있고 바깥쪽은 세포막처럼 인지질과 군데 군데 박힌 산소를 함유한 아포 단백질이 박혀있는 구조로 되어 있다. 따라서 지단백 입자는 외부가 친수성을 띠게 되어 혈액 속에서도 분리되지 않고 혈액과 잘 융합되어 이동할 수 있다. 정말로 멋진 자연의 경이로움이 아닐 수 없다.

(참고_ 우리 몸 속의 구성 성분을 이루는 지방은 눈에 보이는 바로는 대체적으로 고체 상태이기 때문에 먹는 식품 중에서도 고체 지방만을 지방으로 생각하는 사람들도 많이 있다. 그래서 액체 오일이나 기름이 몸 속으로 들어와 고체 지방 속에 합류하게 된다는 사실을 명료하게 인지하지 못하는 경우가 종종 있다. 지방은 포화도와 온도에 따라 고체, 액체, 기체 등 그 형상을 바꿀 수 있다. 이런 사실을 이성적으로는 잘 알고 있으면서도 막상 실제 생활 속에서는 감각적으로 이런 변환이나 융합 과정을 쉽게 받아들이지 못하고 착각을 하는 사람들이 많이 있다. 가령 동물성 지방이나 기름을 다루면서 이들이 상온에서 굳는 것을 경험해 본 많은 사람들은 이런 지방이나 기름을 섭취하면 혈관 속에서 마찬가지로 굳을 것이라고 생각하는 것이 그 대표적인 예라 할 수 있다. 심지어 건강 전문가나 의사들 사이에서도 이런 착각을 하는 것을 종종 볼 수 있다. 그래서 일반인들에게 동물성 기름을 섭취하면 동물성 기름이 하수구를 막히게 하듯 혈관도 막히게 한다는 말을 전문가들 입에서도 주저 없이 나오는 경우를 적잖이 보게 된다. 그러나 이는 진실과는 거리가 먼 내용이다. 그리고 이런 식의 잘못된 유추나 말들로 인해 사람들 사이에서 지방이란 단어에 대한 오해와 혼란을 더욱 가중시키고 있다고 생각된다. 분명히 말하지만 지방은 포화도와 온도 조건에 따라 그 형상이 얼마든지 바뀔 수 있다. 그리고 혈액과 같은 수용성 액체와 혼합될 때에는 지단백이란 이차 포장을 당하기 때문에 혈액 속에서 굳지 않고 자유롭게 이동할 수 있게 된다. 그러므로 이런 생리적인 내용들을 무시한 채 지방의 형상만을 보고 이것이 굳어서 혈관을 막히게 할 것이라는 황당한 주장을 펴는 것은 분명 비과학적이면서 잘못된 것이고 지방에 대한 오해만을 더욱 부채질하는 과격한 선동이라고 생각한다.)

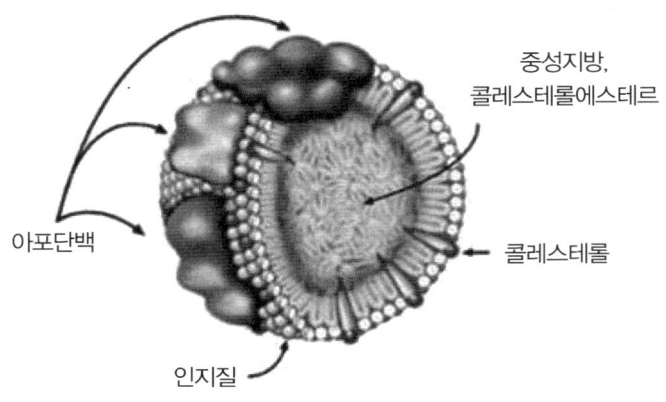

그림10 **지단백 입자의 구조**

지단백의 종류

지단백은 엄밀히 말해 지방을 포장하는 입자다. 입자 크기 및 내부 밀도에 따라 여러 종류가 존재할 수 있으나 보통 킬로마이크론, VLDL, LDL, HDL 4가지를 대표적인 지단백으로 인정하고 있다.

이중 킬로마이크론(chylomicron)은 가장 입자가 크고 소장에서 맨 먼저 만들어지는 지단백이다. 그 다음은 VLDL이란 지단백으로 킬로마이크론보다 입자 크기가 작은 것이다. 이 두 가지는 내부에 중성지방과 콜레스테릴 에스테르를 함께 함유하고 있어 이 두 가지 지질을 함께 운반하는 역할을 한다.

그 다음 LDL이란 지단백이 있다. 이것은 입자 크기가 더 줄어들고 그 안에 중성지방은 없고 콜레스테릴 에스테르만 가지고 있는 것이

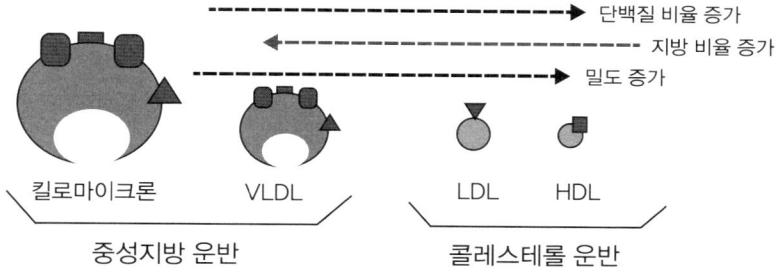

그림11 **지단백의 종류**

다. (참고_ LDL 지단백에도 여러 종류의 아형이 있다. 입자가 크고 솜사탕 모양 풍성한 느낌을 주는 아형 A와 입자가 작고 총알모양으로 단단한 아형 B가 있다.) 마지막으로 입자 크기가 가장 작은 HDL이란 지단백이 있다. 이것은 입자 크기에 비해 단백질의 함량이 높고 지질의 함량이 적은 지단백이다. HDL은 지단백의 기능 측면에서 중요한 의미를 지닌다. 즉, LDL 지단백이 간에서 말초 세포로 콜레스테롤을 운반해주는 역할을 한다고 하면 HDL 지단백은 말초에서 사용하고 남은 콜레스테롤을 다시 간으로 가져오는 역할을 맡는 것이다. 그래서 HDL 지단백의 농도가 높을수록 혈관 속 염증이 줄어든 상태임을 시사한다.

실제 혈중 콜레스테롤 레벨을 결정할 때에는 LDL 레벨과 HDL 레벨 그리고 VLDL 레벨의 25%를 모두 더한 값을 총콜레스테롤 값(농도)으로 하고 있다.

지단백의 변천 과정

소장 점막에서 만들어진 킬로마이크론은 림프관에서 혈액 속으로 유입된 직후에 apoE 와 apoC-II 등 여러 아포 단백질에게 넘겨진다. 이들은 재활용 과정을 통해서 HDL이 제공하는 것들이다. 아포 단백질과 결합한 킬로마이크론은 조직까지 운반된다. 예를 들어 지방 조직까지 갔다고 하면 지방 조직에서 수용체와 결합한다. 이 수용체는 지방조직에서는 기본적으로 lipoprotein lipase라는 효소다. 그러면 이 효소 작용에 의해 지방 조직이 킬로마이크론 속의 중성지방을 빨아당기게 된다. 그 결과 킬로마이크론의 크기가 줄어들게 된다. 이렇게 줄어든 킬로마이크론이 아포 단백들을 HDL에게 다시 돌려주고 지방 조직을 떠난다. 그러면 이것이 킬로마이크론 잔재(chylomicron remnant)가 되는 것이다. 이것이 간으로 돌아와 LDL 수용체와 결합하게 된다. 이 때 킬로마이크론 잔재에 남아있는 것은 주로 콜레스테릴 에스테르다.

간은 킬로마이크론 잔재를 받아들이면서 이것을 재활용하여 여기에 간에 있는 중성지방을 추가로 실어 VLDL을 만들어 혈액으로 방출시킨다. VLDL은 HDL로부터 다시 아포 단백질을 빌려서 중성지방을 싣고 조직으로 이동한다. 그래서 다시 지방 조직의 경우에 lipoprotein lipase 자리에 가서 결합을 하고 그 속에 담긴 중성지방을 또 내려 놓는다.

중성지방을 덜어내고 남은 입자는 크기가 작아진 지단백질로 이를

VLDL 잔재(VLDL remnant)라고 부른다. 이것도 간에서 나갈 때는 중성지방을 많이 가진 VLDL이었지만 조직에서 중성지방을 내려놓고 나면 작은 VLDL 잔재로 바뀌게 된 것이다. 결국 이런 식으로 킬로마이크론이 VLDL로 변한 것임을 알 수 있다.

VLDL 잔재는 LDL 경로로 가든지 아니면 HDL 경로로 갈 수 있다. 즉, 간으로 가서 hepatic lipase라는 효소에 의해 VLDL 잔재 속에 있는 남은 중성지방을 간세포에 넘겨주고 LDL로 변하거나(이것은 킬로마이크론 잔재가 VLDL로 변하는 것과 비슷한 과정이다.) 아니면 아포 단백질을 HDL에게 돌려주고 다시 간으로 돌아가 분해되는 것이다.

이런 일은 항상 일어나는 일로 우리는 너무 많은 VLDL이 혈액 속을 떠돌아다니는 것을 원치 않는다. 또한 VLDL이 LDL로 전환되어 너무 많은 LDL이 떠돌아다니는 것도 원치 않는다. 이들은 나중에 언급하겠지만 인슐린 저항성과 관계되어 대사 장애를 일으키는데 관여하기 때문에 의사들의 관심의 대상이 되고 있다.(**참고**_제8장 지방과 건강: 중성지방 편)

제4장

건강한 지방

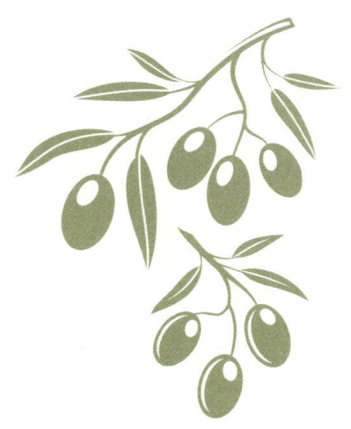

제4장
건강한 지방

이 장에서는 우리가 먹어야 할 건강한 지방에 대해 알아본다.

- 동물성 육류 지방(우지, 돼지 비계 등 포함)
- 달걀
- 버터
- 유제품: 유기농 치즈, 크림
- 오메가 3 지방: 자연산 생선, 견과와 씨앗류
- 코코넛유
- 올리브(유)
- 아보카도(유)
- 견과류/씨앗류: 마카다미아, 아마씨, 치아씨, 대마씨
- 카카오버터와 다크 초콜렛

동물성 육류 지방

동물성 육류 속에는 단백질과 지방, 비타민, 미네랄, 기타 동물성 영양소들이 들어있다. 여기서는 동물성 지방에 대해서만 알아보기로 한다.

동물성 육류의 지방에는 포화지방, 단일불포화지방, 다중불포화지방이 모두 들어 있다. 해당 동물이 무엇을 먹고 자랐는지에 따라 이들의 비율이 달라진다. 그렇지만 대체적으로 가장 많은 것이 포화지방과 단일불포화지방으로 각각 30-40% 정도씩을 차지하고 있다. 따라서 양질의 지방 연료를 얻는데 제일 무난한 식품이라고 할 수 있다. 포화지방은 탄소수가 16개인 팔미틱산과 탄소수가 18개인 스테아릭산으로 구성되어 있고 단일불포화지방은 탄소수사 18개인 올레익산으로 되어 있다. 나머지 10-20% 정도는 다중불포화지방산으로 구성되는데 오메가 6 지방인 리놀레산과 오메가 3 지방인 알파-리놀렌산 그리고 슈퍼다중불포화지방산인 EPA와 DHA가 들어있다.

가축으로 사육한 동물일수록 에너지원으로 사용되는 포화지방과 단일불포화지방의 비율이 높고 야생 동물일수록 지방 비율에 있어서 기능성 작용을 하는 다중불포화지방의 비율이 상대적으로 높다. 특히 야생 동물의 육류 속에는 슈퍼다중불포화지방산인 EPA와 DHA의 비율이 더 많이 들어있다.

그러므로 이왕이면 야생 또는 목초를 먹이고 방목하여 키운 가축의 육류를 먹는 것이 좋다. 그리고 조리를 할 때에도 양질의 육류에서 얻은 우지, 돼지비계(라드) 등을 사용하는 것이 좋다.

표1 동물성 육류의 지방 구성 비율

	팔미틱산 (16:0)	스테아릭산 (18:0)	올레익산 (18:1w9)	리놀레산 (18:2w6)	알파리놀레란산 (18:3w3)	EPA (20:4w6)	DHA (22:6w3)
돼지(사육)	24%	13%	34%	10%	0.5%	0.4%	0.5%
돼지(야생)	18%	9.6%	9%	32%	5%	8.7%	3.6%
소(사육)	28%	12%	40%	2.1%	0.8%	0.7%	0.8%
소(야생)	16%	20%	21%	16%	5%	8.2%	3.2%
소(야생)	16%	20%	21%	16%	5%	8.2%	3.2%

달걀

달걀은 인체가 필요로 하는 영양소가 골고루 들어 있는 완전식품으로 고단백 저칼로리 식품에 해당된다. 단백질과 지방은 물론 여러 가지 비타민과 미네랄 등이 고루 들어 있다. 이중 지방 성분만 살펴보면 달걀의 노른자에만 지방이 들어 있다. (참고: 달걀의 흰자에는 수분과 단백질 그리고 약간의 탄수화물이 들어있을 뿐이다.)

달걀 노른자 고형분의 60% 정도가 지방으로 구성되어 있는데 그 성분을 보면 포화지방과 단일불포화지방이 대부분으로 글리세라이드(glycerides)와 인지질 형태를 이루고 있으며 약간의 다중불포화지방산들과 콜레스테롤이 포함되어 있다. 여기에 비타민 A, D, E, K 같은 지용성 비타민, 엽산, 비타민 B12, 콜린, 항산화 카로티노이드 (루테인, 제아잔틴), 미네랄 등이 섞여 있다.

달걀의 지방산 구성 비율:
- 포화지방: 37.5%.
- 단일불포화지방: 46.2%.
- 다중불포화지방: 16.5%.

그 동안 잘못된 지식으로 인해 달걀 노른자를 기피해온 사람들이 간혹 있다. 이들은 달걀 노른자 속에 약 220mg 정도의 콜레스테롤과 1.5g 정도의 포화지방이 들어있다는 이유로 그런 태도를 취한 것인데 이는 완전 잘못된 지식으로 판명되었다. 실제로 일주일에 4개 이상 달걀을 먹는 사람들을 대상으로 조사해 본 결과에서도 심장병 위험 유전자(ApoE4)를 가진 사람일지라도 일반 사람들에 비해 특별히 달걀 섭취 때문에 심장병 발생 위험이 증가하지 않는 것으로 밝혀졌다.

그러므로 누구나 자신에게 맞는 양만큼 달걀을 충분히 즐겨도 된다. 특히 달걀의 노른자에 영양이 많으므로 꼭 노른자를 빼고 먹는 습관을 버리길 바란다. 나는 보통 하루 2개 이상의 달걀을 먹고 있다. 다만 알레르기 체질인 사람의 경우에는 달걀을 지방 때문이 아니라 단백질 때문에 피해야 한다는 점도 구분해서 기억해 두길 바란다.

달걀은 영양가에 비해 가격이 저렴하기 때문에 누구나 간편하게 먹을 수 있는 영양 식품이라 할 수 있다. 그러나 가능한 양질의 달걀을 구해서 먹는 것이 훨씬 좋기 때문에 방목하여 키운 토종닭의 달걀을 구해서 먹을 것을 권장한다. 이런 달걀 속에는 오메가 3 지방산 함량이 더 많고 비타민 A와 E, 베타 카로틴 등의 각종 영양소도 더 많이 들어있다. 이런 양질의 달걀은 노른자의 색깔이 노란 색이 아니라 밝은 주황색 빛깔을 띠고 있다. 만약 이런 달걀을 구할 수 없을 경우에는 유기농 달걀이라도 구하는 것이 좋다. 달걀 노른자 색깔이 뿌옇고 약한 노란색일수록 그 닭이 충분한 영양분을 섭취하지 못하고 자란 것일 가능성이 크다.

달걀을 먹는 방법도 너무 열을 많이 가하지 않고 먹는 것을 권장한다. 너무 열을 많이 가하게 되면 노른자 속의 영양소들이 쉽게 파괴되기 때문에 좋지 않다. 콜레스테롤도 높은 열을 받으면 산화되기 때문에 달걀을 스크램블 하여 볶아서 먹는 것이 가장 안 좋은 달걀 조리 방법이라 할 수 있다.

표2 달걀의 영양성분

영양소 (단위)	전체	흰자	노른자
칼로리(kcal)	72	17	55
단백질(g)	6.29	3.6	2.7
총지방(g)	4.97	0	4.51
총탄수화물(g)	0.39	0.24	0.61
지방산(g)	4.13	0	4.32
포화지방(g)	1.55	0	1.62
단일불포화지방(g)	1.91	0	1.99
다중불포화지방(g)	0.68	0	0.71
콜레스테롤(mg)	212	0	210
티아민(mg)	0.04	0	0.03
리보플라빈(mg)	0.24	0.15	0.09
나이아신(mg)	0.04	0.04	0
비타민B6(mg)	0.07	0	0.06
엽산(mcg)	24	1	25
비타민 B12(mcg)	0.65	0.03	0.33

비타민 A(IU)	244	0	245
비타민 E(mg)	0.48	0	0.44
비타민 D(IU)	18	0	18
콜린(mg)	125.6	–	–
비테인(mg)	0.3	–	–
칼슘, Ca(mg)	27	2	22
철, Fe(mg)	0.92	0.03	0.46
마그네슘, Mg(mg)	6	4	1
구리, Cu(mg)	0.05	0.01	0.01
아연, Zn(mg)	0.56	0.01	0.39
나트륨, Na(mg)	70	55	8
망간, Mn(mg)	0.02	0	0.01

※ 자료: USDA National Nutrient Database for standard reference, Release 10

버터

버터도 그 동안 포화지방 함량이 많다는 이유로 몇 십 년간 오명을 뒤집어 써 왔다. 그대신 적반하장 격으로 식물성 오일로 만든 마가린이 건강에 좋다는 거짓 선전을 들어왔다. 이제부터는 이런 잘못된 주장에 놀아나지 말고 정신을 바짝 차리고 버터를 먹고 마가린을 멀리하는 태도를 가져야 한다.

버터는 정말로 영양가 많은 지방 식품이다. 물론 소량의 단백질과 탄수화물이 있기는 해도 대부분이 지방으로 되어 있다. 또한 그 속에는 공액리놀레산(CLA; Conjugated Linoleic Acid)과 뷰티릭산도 들어있고 비타민 A, E, K2가 들어있다. 이들은 모두 건강에 많은 도움을 주는 지방산 및 지용성 비타민들이다.

공액리놀레산(CLA)은 체지방 비율을 낮춰주고 뷰티릭산은 장건강을 개선시켜 염증을 물리치는데 도움을 준다. 그리고 사슬 길이가 짧아서 주로 열 에너지로 발산되기 때문에 몸에 축적되지 않는다는 장점을 가지고 있다.

버터의 지방산 구성 비율:
- 포화지방: 68%.
- 단일불포화지방: 28%.
- 다중불포화지방: 4%.

버터를 사용하여 조리를 할 때 한가지 단점이 있다. 그것은 앞서 말한 대로 버터 속에 있는 소량의 단백질과 당분들이 고열로 연소되는 문제점을 가지고 있는 것이다. 그러므로 이런 점을 피하기 위해서는 더 정제한 버터인 기(ghee)를 만들어 사용하는 사람도 있다.

또한 버터는 그 원재료인 우유가 좋아야 하기 때문에 가능한 목초를 먹이고 방목하여 키운 소의 우유를 가지고 만든 버터를 구해 사용하는 것이 좋다. 그 이유는 목초를 먹인 소에서 생산한 버터는 사료를 먹인 소에서 만든 버터보다 공액리놀레산, 비타민 K2 등의 영양소들이 더 많이 들어 있고 농약 같은 이물질이 적기 때문이다.

다음은 버터가 건강에 좋은 이유 몇 가지를 간추려 보았다.

1. 지용성 비타민이 풍부하다.

버터 속에는 비타민 A, E, K2 같은 지용성 비타민이 풍부하다. 특히 비타민 K2는 현대인의 식사에서 빠지기 쉬운 영양소라 할 수 있다. 이것은 칼슘 대사와 밀접한 관계가 있는 비타민으로 부족하면 심혈관계질환, 암, 골다공증 같은 질환이 발생하는데 기여하게 된다. 특히 목초를 먹인 소의 유제품 속에는 비타민 K2가 더 풍부하게 들어 있다.

2. 건강한 포화지방산이 많이 들어 있다.

분명히 말하지만 포화지방은 우리 몸에 아무런 해를 끼치지 않는다. 지금까지 포화지방 섭취가 심혈관질환을 포함하여 건강 전반에 나쁜 영향을 끼친다고 말해온 사람들은 모두 근거도 없는 주장을 해온 것으로 드러났다. 더구나 각종 연구에서도 포화지방과 심혈관질환의 상관성이 전혀 없는 것으로 밝혀졌다. 그리고 도리어 포화지방 섭취가 HDL 레벨을 증가시키고 LDL 패턴을 더 양호한 방향으로 전환시켜 준다는 사실이 입증되었다. (참고_ 포화지방을 섭취하면 LDL 지단백이 입자 크기가 작고 혈관 침투성이 강한 아형 B가 줄고 입자가 크고 혈액 속에 부유하는 무해한 형태의 아형 A가 늘어남.)

또한 버터 속에는 최근에 각광받고 있는 단사슬과 중사슬 지방산들이 적지 않게 들어 있다. 이들은 장사슬 지방산과는 다르게 흡수되며 몸에 저장되지 않고 에너지원으로 바로 사용되는 특징을 가지고 있다. 또한 포만감을 증진시켜주며 장내 건강을 개선시켜 주는데도 많은 도움을 준다. 일부 학자들이 프로바이오틱스의 효용을 강조하면서 프로바이오틱스가 장내세균들로 하여금 뷰티릭 산과 같은 단사슬 지방산을 생산하게 만든다고 강조하고 있다. 그러나 버터를 섭취하면 구태여 프로바이오틱스를 먹지 않아도 될 만큼의 충분한 양의 뷰티릭 산을 얻을 수 있다.

3. 버터는 단사슬 지방산인 뷰티릭산의 좋은 공급원이다.

뷰티릭산은 탄소수가 4개인 단사슬 지방산으로 대장 속 장내세균들이 식이섬유에 노출되면서 만들어 내는 유익한 지방산이다. 사람에서는 뷰티릭산이 항염증 작용을 하고 위장관 환경을 보호해주는 작용을 하는 것으로 알려져 있다. 이런 이유로 일부 소화기질환 전문가들이 프리바이오틱스(식이섬유)와 프로바이오틱스를 복용해야 한다고 주장하고 있다.

그러나 뷰티릭산을 공급해주는 가장 좋은 방법은 바로 버터를 먹는 것이다. 버터 속 지방의 약 3-4%가 뷰티릭 산으로 구성되어 있기 때문에 버터를 먹으면 구태여 프로바이오틱스를 먹지 않아도 될 정도로 뷰티릭산을 공급해 줄 수 있다.

쥐 실험에서 뷰티릭산을 공급해준 그룹에서는 나머지 식사가 불량한데도 불구하고 체중 증가가 일어나지 않았다. 이는 그만큼 불량 지방 섭취를 줄이고 에너지로 소비하는 열량이 증가되면서 발생한 현상으로 설명할 수 있다.

이 밖에 뷰티릭산은 세포 속 미토콘드리아 기능을 증진시켜 주고 공복 시 중성지방과 인슐린 레벨을 낮춰주는 작용도 하는 것으로 알려져 있다.

4. 버터 속에는 공액리놀레산(CLA)이 풍부하다.

버터 속에는, 특히 목초를 먹여 키운 소에서 만든 버터 속에는 공액리놀레산(CLA)이 풍부하게 들어있다. 이 지방산은 대사를 증가시키는 강력한 효과를 지니고 있다. 그래서 체중 감량 보조제로 시판되고 있을 정도다. 또한 공액리놀레산은 체지방 비율을 줄여주고 항암 효과도 가지고 있다고 알려져 있다. 그러나 이와는 반대로 공액리놀레산이 체성분 구성에 별 영향을 미치지 않는다는 연구 결과도 나와있다는 점을 함께 염두에 둘 필요가 있다.

5. 버터는 마가린보다 심장 건강에 훨씬 도움을 준다.

마가린은 식물성 기름으로 버터 흉내를 내기 위해 만든 짝퉁이다. 다중불포화지방에 수소첨가 반응을 시켜 만든 것이라서 트랜스 지방의 비율이 높아 이를 정상적인 포화지방 범주에 집어넣을 수 없다. 그런데도 많은 전문가들이 마가린을 심혈관질환에 도움이 되는 좋은 기름이라고 선전해 왔다. 정말로 나쁜 과학의 증거가 아닐 수 없다.

미국 프래밍엄 연구에서는 버터와 마가린 사용이 심혈관질환 발생에 미치는 영향을 조사하였다. 그랬더니 마가린이 확실히 심혈관질환을 증가시키는 것으로 나타났고 버터는 이에 아무런 영향도 미치지 않는 것으로 밝혀졌다.

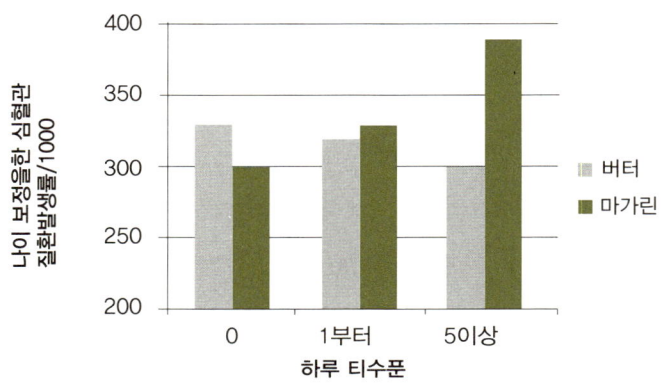

그림1 버터와 마가린이 관상동맥질환 발생에 미치는 비율 비교

또 다른 연구에서도 고지방 유제품 섭취가 심장병 발생 위험을 69% 정도 더 감소시켜 준다고 밝히고 있다. 그 이유로 연구자들은 특히 비타민 K2의 섭취 증가가 이에 기여하는 것으로 설명하고 있다.

6. 버터는 비만 발생율을 낮춰준다.

의학계와 영양학계에서는 그 동안 저지방 식단을 강조해 왔다. 그래서 유제품도 저지방 유제품을 시판하고 있는 실정이다. 이들은 지방과 칼로리를 제거시킨 유제품을 통해서도 얼마든지 칼슘을 섭취할 수 있다고 거짓 선전을 해오고 있다.

그러나 실제 결과를 보면 칼로리가 많은 고지방 유제품을 섭취해도 비만이 발생하지 않음을 알 수 있다. 2012년도에 나온 연구 논문에서 고지방 유제품이 심혈관질환과 대사 질환의 위험성을 증가시키지 않았고 비만 감소에도 상당한 영향을 미쳤다고 밝히고 있다.

7. 버터는 맛이 좋다.

버터는 무엇보다도 맛이 좋다. 이 점을 부인하는 사람은 아무도 없다. 그래서 어느 요리에도 버터가 들어가면 그 요리를 최상급으로 격상시켜 놓는다.

유제품

우유 속에는 약 3.5% 정도의 지방이 들어 있다. 따라서 우유를 지방질 식품이라고 말하기에는 어폐가 있다. 그런데도 잘못된 지식에 의해 우유에서 지방을 제거하여 2% 이하로 낮춘 저지방 유제품들을 만들어 팔고 있다. 이는 저지방 식단의 유행이 만들어 낸 광풍의 결과이지 결코 정상적인 행동이라고 볼 수 없다.

또 다른 이유는 보다 실질적인 문제로 우유의 상품성을 높이기 위해 균질화 과정(homogenization)을 거치게 되는데 이 때 거추장스러운 지방을 잘게 부수는 작업보다 이를 제거해 내는 공정이 훨씬 쉽기 때문에 그렇게 하면서 이 과정을 합리적으로 미화시켜 저지방 유제품을 만들어 내는 것 같다는 생각을 해본다. 그렇지만 제거한 지방덩어리가 단순히 지방과 칼로리만 제거한 것만이 아니고 그 속에 존재하는 여러 지용성 영양소까지 제거한 것으로 보아야 하기 때문에 멀쩡한 우유를 빈 껍데기 우유로 만드는 아주 나쁜 행동이라고 생각한다.

아무튼 지방 때문이라면 우유의 지방을 농축하여 만든 크림이나 버터를 섭취하는 것이 더 편리하고 그렇지 않을 경우에는 구태여 지방을 제거한 저지방 우유를 먹을 필요 없이 그냥 전체 통우유를 마시거나 또는 통우유로 만든 치즈나 요거트를 먹는 것이 좋다고 생각한다.

단 알레르기와 면역 질환을 가진 사람이나 몸 속에 염증을 지니고 있는 사람은 유제품 섭취를 주의해야 한다.

먹을 수 있는 유제품의 종류
- 버터
- 크림
- 전체 통우유
- 전체 통우유로 만든 플레인 요거트
- 전체 통우유로 만든 치즈

우유는 목초를 먹여 방목하며 키운 젖소의 우유라야 최상급이라 할 수 있다. 이런 유제품은 체중 증가를 가져오지 않고 심혈관질환의 위험성을 증가시키지도 않는다.

오메가 3 지방(ALA, EPA, DHA)

오메가 3 지방에는 탄소수가 18개인 알파 리놀렌산(ALA)과 탄소수가 20개인 EPA, 탄소수가 22개인 DHA 가 있다. 이들은 우리 몸 속에서 합성되지 못하기 때문에 반드시 외부로부터 적절하게 섭취해야만 한다. 그래서 이들을 필수 지방산이라고 부른다.

오메가 3 지방산은 다음과 같은 점 때문에 건강에 유익한 지방으로 알려져 있다.

국소적 원시호르몬인 아이코사노이드(프로스타글란딘)를 만드는 재료가 된다.

오메가 3 지방산의 제일 중요한 작용은 그것이 단순히 에너지 연료 역할을 하는 것이 아니라 몸 속에서 중요한 기능성 물질을 만드는 원료가 된다는 사실에 있다. 이를 만들기 위해 꼭 필요한 물질이 EPA와 DHA이며, ALA는 EPA와 DHA로 전환되는 전구 물질이라는데 그 의의가 있을 뿐이다. (참고_ 이에 관한 보다 자세한 내용은 본인의 다른 저서인 "콜레스테롤과 포화지방에 대한 오해풀기"에 나와 있음.)

몸 속 염증 반응 레벨을 낮춰준다.

EPA와 DHA는 염증을 억제시키는 소방관 역할을 한다. 그래서 친염증성 사이토카인들의 생산을 억제시키고 이들의 작용도 막아주는 역할을 한다. 최근에 그 작용기전이 Nuclear Factor-Kβ를 통해 유전자 레벨에까지 영향을 미치는 것으로 확인되었다. 그래서 오메가 3 지방산이 혈관염, 관절염 같은 몸 속의 각종 염증 반응을 억제시키는데 효과가 있는 것으로 알려져 있다.

심혈관계를 강화시켜 준다.

혈중 중성지방 레벨을 낮춰주고 LDL 지단백 레벨도 낮춰주며 그 패턴도 양호한 방향으로 바꿔준다. 그래서 죽상 동맥 플레이크가 생겨나고 성장하는 것을 막아준다. 또한 혈관내피세포 기능을 개선시켜 주는 효과도 가지고 있다고 알려져 있다.

뇌신경 기능을 강화시켜준다.(정서적 문제까지 포함하여)

뇌 신경세포와 눈의 망막세포 세포막에는 DHA가 많이 들어 있다. 이들 신경세포들이 제대로 기능하기 위해서는 DHA 와 같은 유연한 불포화지방의 존재가 필요하다. 이것이 존재하여야만 도파민, 세로토닌 같은 신경전달물질들이 원활하게 이동하여 신경 안팎으로 빠르고 효율적인 소통을 잘할 수 있게 된다. 그러므로 뇌 기능과 정서 작용을 정상적으로 유지시키는데 DHA 같은 오메가 3 지방산이 꼭 필요하다. 특히 우울증을 예방하고 치료하는데도 꼭 필요하다.

그럼 오메가 3 지방산은 어디에 많이 들어있고 어떻게 얻어야 하는지 알아보자.

앞서 오메가 3 지방산에는 알파리놀렌산(ALA)와 EPA와 DHA가 있다고 말했다. 이중에서 정작 중요한 기능을 하는 것은 EPA와 DHA이며 ALA는 이들의 전구 물질에 해당될 뿐이라고 말했다. 그러므로 EPA와 DHA를 구해서 섭취하는 것이 ALA를 섭취하는 것보다 훨씬 효과적이다.

EPA와 DHA를 섭취하는 법

 이것은 주로 동물성 식품을 통해 섭취하는 것이 효율적이다. 목초를 먹여 키운 양질의 육류 속에도 소량 존재하지만 가장 많은 것은 생선류라 할 수 있다. 특히 연어와 같이 찬물에 사는 생선 속에 많이 들어있다. 그 밖에 송어, 정어리, 고등어, 청어, 대구, 멸치, 크릴 새우 등에도 들어있다.

 음식을 통하지 않고 보충제로 EPA와 DHA를 얻기 위해서는 생선유나 크릴 새우 보충제를 구해서 섭취하면 된다. 그러나 이런 기름들은 상하기 쉽게 때문에 항상 양질의 제품을 구해서 바로 섭취하는 것이 중요하다. 또한 중금속에 오염되지 않은 제품을 구하는데도 신경을 써야 한다.

 생선 기름을 싫어하는 사람이라면 좀 비싸지만 미세 해조류 기름(micro algae oil)을 구해 먹는 것이 좋다. 이들 미세 조류들은 EPA와 DHA를 만들어 생선에게 공급해주는 역할을 한다. 그래서 우리가 생선을 통해 EPA와 DHA를 얻게 되는 것을 대신 이들 미세 해조류에서 직접 추출한 기름을 구해 먹는 방법으로 대체하여도 된다.

ALA를 섭취하는 법

 오메가 3 지방을 섭취하는 또 다른 방법은 EPA와 DHA의 전구물질인 ALA를 섭취하는 것이다. 그러면 이것이 몸 속에서 효소 작용에 의해 EPA와 DHA로 전환되어 사용되게 된다는 전제하에서다. 그러나 사람에 있어서 이런 ALA가 EPA로 전환되는 효율이 3.8% 정도로 매우 낮기 때문에 ALA에만 의존하는 것은 불안하다고 생각된다.(참고: ALA가 DHA로 전환되는 율은 영아기 때 약 1% 수준이고 그 이후에는 거의 전환되지 않는 것으로 알려져 있다.) 이는 오메가 6 지방이 많은 식사를 하는 현대인에게 있어 같은 효소(델타-6-desaturase)를 놓고 오메가 3와 6가 경쟁하기 때문에 전환이 잘 안 되는 것이라 볼 수 있다. 이런 이유에서라도 이미 형성된 EPA와 DHA를 공급해 주는 것이 훨씬 효과적이고 오메가 6 지방을 적게 섭취하는 것도 도움이 된다.

ALA는 목초를 먹여 키운 가축의 육류에도 들어있지만 아마씨, 대마씨, 치아씨와 같은 식물의 씨앗 속에 많이 들어 있다. 우리나라에서는 그나마 들깨씨가 가장 오메가 3 지방을 많이 함유한 종류로 알려져 있다. (참고:다른 씨앗에는 오메가 3 지방 보다는 오메가 6 지방이 더 높은 비율로 들어있다.) 그러므로 육류를 좋아하지 않는 채식주의자들이 이런 식품들의 섭취를 특히 강조하게 된다. 이런 씨앗을 다른 재료와 함께 섞어 요리를 만들어 먹거나 또는 이런 씨앗으로 짠 기름을 섭취하는 방법을 통해서 ALA를 얻게 된다. 아무래도 짠 기름을 먹는 것이 편리하기는 하지만 쉽게 상할 수 있기 때문에 항상 주의해야 한다.

한편, 클로렐라 속에는 ALA는 많이 있으나 EPA 또는 DHA는 많지 않다. 그리고 스피루리나 속에는 GLA(gamma linoleic acid)가 높게 들어있고 역시 EPA와 DHA는 별로 없는 상태다.

표3 오메가 3 지방산의 공급원

ALA	EPA와 DHA
아마씨/기름	찬물 생선(연어, 송어, 정어리, 고등어, 청어, 멸치)
대마씨/기름	생선유
치아씨/기름	크릴새우/기름
호박씨/기름	미세 해조류(DHA만 있는 것으로)
호두씨/기름	목초를 먹인 가축의 육류
클로렐라	
녹색 잎채소	

오메가 3 지방산의 하루 권장량은 약 3g 정도고 EPA와 DHA를 기준으로 할 때에는 약 1g 정도다. 그러므로 이 정도를 얻기 위해서는 일주일에 2-3회 생선을 먹어 주는 것이 좋다. 그렇지 않은 경우에는 보충제를 섭취해야 하는데 하루에 오메가 3 지방 함유 기름을 3 숟갈 분량 정도 섭취하면 충분하다.

> 참고

필수 지방산의 힘

필수 지방산은 불포화지방산이기 때문에 산소를 쉽게 끌어 당긴다. 또한 햇빛을 흡수하고 음이온 같은 성격을 약간 지니고 있다. 그래서 마치 성냥불에 의해 불이 붙여지듯 몸 속에서 화학적으로 매우 활발한 작용을 한다. 에너지 생산, 산소 전달, 헤모글로빈 생산, 세포막의 구성 성분, 운동 후 빠른 회복 과정, 성장과 세포 분열, 염증 진행 및 완화, 뇌의 발달 등 여러 부분에서 많은 기여를 하고 있다.

또한 필수지방산은 프로스타글란딘의 생성에 관여한다. 프로스타글란딘은 호르몬보다 아주 짧은 생명 주기를 가진 국소적인 기능조절 물질이다. 이들은 필수지방산으로부터 생산되어 세포 주변의 기능을 조절하는데 사용된다. 오메가 6 지방은 친염증성 작용을 하는 프로스타글란딘-2 계열의 물질을 만들고, 오메가 3 지방은 이런 염증을 억제시켜 주는 프로스타글란딘-1, 과 -3 계열의 물질을 만드는데 사용된다.

몸 속 환경을 항상 그러하듯 어느 한쪽의 일방적인 우세 또는 열세가 아니라 서로 균형을 이루고 있는 상태로 유지하는 것이 중요하다. 그래서 가능한 오메가 6와 3 지방이 1:1 비율을 이루고 있는 것이 바람직한 상태라고 할 수 있다.(참고: 이 점에 대해서는 본인의 다른 저서인 "콜레스테롤과 포화지방에 대한 오해풀기"에 좀 더 자세한 내용이 언급돼 있다.)

코코넛유

코코넛유는 예로부터 '열대 지방의 은총'이라 할 만큼 건강에 좋은 이점을 많이 가지고 있는 지방이다. 푹푹 찌는 더위 속에서도 사람들의 정신을 초롱초롱하게 만들어 주고 몸의 컨디션을 유지시켜 주며 뇌와 심장을 튼튼하게 보호해주는 영양 보고와 같은 역할을 해왔다. 코코넛유의 이점을 정리해 보면 다음과 같다.

- 전반적인 건강 증진 효과
- 필요할 경우에 체중 감량 효과
- 면역 시스템을 보강시켜 주는 효과
- 건강한 대사 작용을 도와주는 역할

- 즉각적인 에너지원을 제공하여 주는 효과
- 피부를 건강하게 만들어 주고 젊게 보이게 만들어 주는 효과
- 갑상선 샘이 적절하게 기능하도록 도와주는 효과

코코넛유가 이렇게 다양한 작용을 할 수 있는 이유는 그 속에 중사슬 지방산(MCFAs 또는 MCTs)이 풍부하게 들어있기 때문이다. 중사슬 지방산은 다음과 같은 이유로 건강상 많은 이점을 지니게 된다.

- MCFAs는 사슬 길이가 짧다. 그래서 쉽게 세포막을 통과하고 몸은 이것을 이용하기 위해 특별한 효소를 필요로 하지 않는다.
- MCFAs는 쉽게 소화되고 그래서 간, 췌장 등 소화기 계통에 부담을 덜 준다.
- MCFAs는 직접 간으로 가서 지방으로 저장되지 않고 에너지로 전환된다.
- MCFAs는 실질적으로 몸의 대사작용을 촉진시켜 체중 감량을 유도시킨다.

게다가 코코넛유 속의 중사슬 지방산에는 자연계에서는 드물게 찾아볼 수 있는 라우릭산(lauric acid)이 거의 절반을 차지하고 있다. 라우릭산은 탄소수가 12개인 중사슬 지방산으로 포도당처럼 에너지원으로 쉽게 사용될 수 있을 뿐 아니라 독특한 항균 작용을 한다. 라우릭산이 몸 안으로 들어가면 모노라우린(monolaurin)으로 변하게 되는데 이 모노라우린이 항바이러스, 항균, 항기생충 효과를 지니고 있는 것이다. 그래서 강력한 바이러스와 그람음성 세균들을 파괴하는 힘을 가지고 있다.

코코넛 오일의 또 다른 성분인 카프릭산(capric acid)은 탄소수가 10개인 중사슬 지방산으로 비록 그 함량이 라우릭산보다는 적지만 역시 항균 효과를 지니고 있어 코코넛 오일의 건강 증진 작용에 한 몫을 담당하고 있다.(참고: 이에 반해 대부분의 식물성 기름이나 씨앗 기름들은 장사슬 지방산(LCFAs) 또는 장사슬 중성지방(LCTs)으로 구성돼 있다. 그래서 다음과 같이 중사슬 중성지방(MCFAs, MCT)과는 다른 특징을 가지고 있다.)

- 장사슬 지방산은 몸이 분해하기 어렵다. 그래서 소화하는데 특별한 효소가 필요하다.
- 장사슬 지방산은 췌장, 간, 그리고 소화기 전반에 더 큰 부담을 준다.
- 장사슬 지방산은 주로 몸 속에 저장되는 형태의 지방이다.

코코넛유의 지방산 구성 비율:
- 포화지방: 91%(이런 포화지방의 65%가 중사슬 지방산의 형태로 되어 있다.)
- 단일불포화지방: 6%
- 다중불포화지방: 3%

이처럼 독특한 중사슬 지방산(MCFAs)은 코코넛 오일을 다른 포화지방산과도 구별되게 만드는 요인이라 할 수 있다.

코코넛 오일에 대한 잘못된 오해 3가지

그러나 아직도 일부에서 코코넛유에 대해 잘못된 생각을 가지고 있다. 그 중 일부를 소개하면 다음과 같다.

오해 1

코코넛 오일은 포화지방이기 때문에 심혈관질환을 일으키는데 관여한다.

진실   코코넛유를 많이 섭취하는 열대 지방의 원주민들을 조사해 보았더니 사실상 관상동맥질환을 한 명도 찾아볼 수가 없었다. 그들의 중성지방 레벨과 콜레스테롤 수치도 모두 정상이었고 HDL레벨도 좋았다. 이들 원주민들은 야생 동물을 사냥해서 먹고 코코넛과 팜야자를 먹는 것을 주된 식사의 일부로 하고 있었다. 만약 코코넛유가 심장 질환을 일으키거나 또는 이를 증가시킨다고 한다면 이들 지역에서 심장질환의 발생율이 높아야 한다. 그러나 결과는 정반대로 나타났다. (**참고_** 코코넛 오일 속에는 콜레스테롤과 트랜스 지방이 전혀 없다.)

오해 2

MCT 오일(분획화 코코넛 오일이나 중사슬 중성지방 오일)이 천연 코코넛 오일보다 더 좋다.

진실   천연 코코넛 오일 속에는 10가지 지방산들이 포함되어 있다. 이들 중 65%가 중사슬 또는 단사슬 지방산이다. 그러나 MCT 오일을 만들 때에는 이들 중에서 카프릴산(caprylic acid)과 카프릭산(capric acid) 두 가지만 추출하여 만든다. 그러므로 가장 중요한 지방산인 라우릭산(lauric acid)이 빠져있다. 라우릭산은 면역력을 끌어올리는 항바이러스 및 항균성을 지니고 있는 코코넛유의 핵심 성분이다. 그러므로 MCT 오일보다는 천연 코코넛 오일이 월등 우수하다. 항균성은 물론 혈중 중성지방 레벨을 낮춰주고 HDL 레벨을 올려주며 공복 혈당도 개선시켜 주고 허리 둘레 사이즈도 줄여주고 염증 마커인 CRP 레벨을 낮춰주는 등의 모든 효과를 모두 가지고 있는 것이 천연 코코넛유이다.(**참고_** 그러나 환자들에게 고지방 식단을 통해 영양 케톤증을 빨리 유도하기 위해서는 라우릭산보다는 카프릴산이 더 유리하다고 주장하며 MCT oil을 사용하는 치료자도 있다.)

코코넛 오일은 모두 똑같기 때문에 어느 것을 선택해도 마찬가지다.

진실 코코넛유 제조업체에 따라 그 처리 과정이 다르다. 정제된 코코넛 오일은 "코프라(copra)"또는 건조 코코넛을 가지고 만든다. 이들을 정제, 표백 및 탈취(Refined, Bleached, Deodorized) 과정을 거치도록 한 뒤에 그것으로부터 코코넛유를 뽑는 것이다. 그러므로 코프라를 가지고 만든 코코넛 오일은 구입하지 말아야 한다. 그것은 원래 통식품으로서의 코코넛 특성을 가지고 있지 않으며, 화학 용제를 사용하여 추출하는 과정을 거치게 된 것이다.

또한, 수소첨가반응 시킨 코코넛 오일도 절대 사지 말아야 한다. 수소첨가반응 시킨 코코넛 오일은 자연에 없는 형태로 트랜스 지방을 포함하고 있다. 이것은 "코프라"로 정제, 표백 및 탈취 과정을 거쳐 코코넛 오일을 뽑은 후 여기에 추가로 수소첨가반응을 시켜서 만든 것이다. 그러므로 트랜스 지방이 포함된 코코넛 오일은 자연에서 발견되지 않는다는 점을 알고 이런 제품을 구입하지 않도록 해야 한다. 수소첨가 코코넛 오일은 온도가 24℃를 넘는데도 액체가 되지 않고 부자연스럽게 고체 상태를 유지하고 있다.

최고의 코코넛유에는 가공하지 않은(raw), 유기농(organic), 처음 압착한(extra virgin)이란 수식 문구가 붙어 있다. 이런 것들은 코코넛 열매를 신선하게 물에 담가 두었다가 갈아서 코코넛 유를 뽑아낸 것들이다. 그러므로 코코넛유는 항상 raw, organic, virgin, 100% non-toxic이란 수식어가 붙은 제품을 구입해서 먹어야 건강에 도움이 된다.

표4 **코코넛유의 종류 및 등급 평가**

코코넛 오일 종류	평가척도 (1~10 점)	보충 설명
수소첨가반응 코코넛 오일	0	절대 사용하지 말 것
액체 코코넛 오일	1	라우릭산 소실
정제, 표백 및 탈취한 코코넛 오일	4	화학 잔여물이 있음
물리적으로 정제시킨 코코넛 오일	6	좋음
신선한 압착 버진 코코넛 오일	8	아주 좋음
물에 적신 상태로 갈은(wet milled) 열을 가하지 않은 버진 코코넛 오일	9	매우 뛰어나게 좋음
발효시켜 물에 적신 상태로 열을 가하면서 갈은 (wet milled) 버진 코코넛 오일	10	가장 뛰어나게 좋음

참고

코코넛유의 임상 치료 효과

코코넛유는 심장질환, 암, 당뇨병, 기타 많은 만성적인 건강 문제로부터 우리를 해방시켜 주는데 필요한 지방산과 영양분을 간직하고 있다. 이들이 세포를 재생하는데 활력을 제공한다.
여러 임상 사례에서 다음과 같은 우수한 결과들이 보고되고 있다.

- 알레르기를 치료한다.
- 지방을 없애고 몸매를 날씬하게 유지할 수 있도록 도와준다
- 통증을 줄여준다.(염증과 골관절염으로 인한 통증 포함)
- 면역력을 증강시켜 준다.
- 신진대사를 활성화시켜 준다.
- 알츠하이머병, 노화, 치매를 막아준다.
- 스트레스를 완화시켜 준다.
- 잇몸 질환과 충치를 막아준다.
- 우울증과 ADHD를 줄여준다.
- 특정 암과 싸우고 이를 예방시켜 준다.
- 심장병을 역전시켜주고 콜레스테롤을 낮춰준다.
- 감기와 독감 증상을 치료한다.
- 여드름과 각종 피부질환을 없애주고 주름살을 펴준다.
- 상처, 화상, 세균, 이스트 감염을 치료한다.
- 비듬을 줄여준다.
- 혈당과 혈압을 조절한다.
- 필수 비타민을 활성화시켜 준다.
- 오일 풀링(oil pulling)을 통해 구강 내 유해한 세균을 씻어내 준다.

코코넛유 복용량

코코넛유는 모든 연령대의 사람들에게 사용할 수 있다. 그러나 아이들의 경우에는 나이와 체중에 맞게 그 용량을 조절해야 한다. 신생아의 경우에는 모유 수유를 하는 상태라서 따로 먹일 필요는 없으나 필요하면 같이 먹여도 된다.

아래 가이드라인은 일반적인 것이다. 코코넛 오일은 독성이 없기 때문에 많이 먹어도 문제가 되지 않지만 다만 너무 많이 먹으면 묽은 변을 볼 수 있다는 단점을 가지고 있다.

- 12세 – 24세 :   일일 1 ~ 1 1/2 테이블스푼
- 25세 – 34세 :   일일 1 1/2 ~ 2 테이블스푼
- 35세 – 44세 :   일일 2 ~ 2 1/2 테이블스푼
- 45세 – 54세 :   일일 2 1/2 ~ 3 테이블스푼
- 55세 – 69세 :   일일 3 ~ 3 1/2 테이블스푼
- 70세이상 :   일일 4 테이블스푼

올리브(유)

올리브는 올리브 나무의 열매로 엄밀히 말하면 과일의 한 종류다. 비교적 탄수화물 함량이 낮은 과일이라 할 수 있다. 지중해 식단의 가장 핵심적인 요소로 이 올리브 열매에서 처음 짜낸 익스트라 버진 올리브유를 들고 있다.

올리브유의 장점을 알아보자.

▶올리브유 속에는 단일불포화지방산인 올레익산이 압도적으로 많이 들어있다. 올레익산은 에너지 연료로도 사용되지만 몸 속에서 염증 반응을 줄여주는 역할에도 기여하고 있는 것으로 생각되고 있다. 이것이 세포막을 통해 유전자 레벨과 단백질 합성과정에까지 영향을 미쳐서 항염증 기전이 작동하는데 도움을 주는 것이 아닌가 추정되고 있다.

▶올리브유 속에는 페놀성 항산화제가 풍부하게 들어있어 강력한 항염증 작용을 한다. 올레오칸탈(Oleocanthal), 올레유로페인(Oleuropein), 하이드록시타이로솔(Hydroxytyrosol), 타이로솔(Tyrosol), 올레오날릭산(Oleonalic Acid), 쿼세틴(Quercetin) 등 여러 항산화제가 들어 있는데 이중에서 특히 올레오칸탈이란 물질은 소염제인 이부프로펜과 비슷한 작용을 할 정도로 염증을 진정시키는데 강력한 역할을 한다.

이처럼 올리브유는 올레익산과 각종 항산화 영양물질의 항염증 작용에 힘입어 혈관염, 관절염, 신경염 같은 만성 염증성 질환의 치료에 많은 기여를 하고 있다. 또한 일부 연구에서는 CRP 같은 염증성 마커의 레벨을 객관적으로 줄여주는 작용을 한다고 보고하고 있다.

▶올리브유는 심혈관계 건강에 도움을 준다. 익스트라 버진 올리브유를 많이 먹는 지중해 연안의 사람들에게서는 심장병 발생이 적다. 이는 익스트라 버진 올리브유가 다음과 같은 여러 기전을 통해 죽상동맥경화증의 발생과 진행을 막아 줌으로써 심장병과 뇌졸중을 사전에

예방하여 주기 때문이다.
- 염증 감소 효과(상기 언급한 작용에 의해)
- LDL 지단백과 그 안의 콜레스테롤이 손상되고 산화되는 것을 막아주는 효과
- 혈관내피세포의 기능을 개선시켜주는 효과
- 불필요한 혈전 생성을 억제시켜주는 효과
- 혈압을 낮춰주는 효과

▶**올리브유는 혈당을 안정화 시켜주고 인슐린 민감성을 유지시켜 준다.** 그래서 체중 증가와 비만을 막고 제2형 당뇨 발생도 예방하고 이를 역전시켜 치료하는데도 효과적이다.

▶**올리브유는 알츠하이머병을 예방하고 치료하는데도 효과적이다.** 알츠하이머병은 제3형 당뇨로 불릴 정도로 인슐린 저항성과 관련이 있는 질환이다. 동물 실험에서 알츠하이머병의 특징인 뇌세포 속의 베타 아밀로이드 플레이크를 올리브유가 제거시켜 주는 효과가 있다고 보고되었다.

▶**올리브유는 유해한 세균들을 억제시키거나 죽이는 여러 영양성분들로 인해 항균성을 지니고 있다.** 특히 위궤양을 일으키는 헬리코박터 균을 억제시키는데 효과적이다. 실험실에서 올리브유가 헬리코박터의 8 균주 모두에 효과적인 억제 작용을 하는 것으로 밝혀졌다. 그 중 3 균주는 항생제에도 내성이 있는 것들이었는데 말이다. 그리고

실제 임상 연구 에서도 환자들에게 2주동안 익스트라 버진 올리브오일을 30g씩 섭취시킨 결과 헬리코박터 감염이 10-40% 정도 감소하였다고 보고하고 있다.

▶올리브유가 일부 항암 효과를 나타낸다고 주장하는 사람도 있다. 그러나 이는 어디까지나 실험실 자료이며 아직까지 인체를 대상으로 연구가 진행된 것은 아니다.

▶올리브유가 골다공증을 예방시켜 골절 위험을 줄여준다는 보고도 있다.

올리브 열매는 100g 당 115-145칼로리의 열량을 가지고 있다. 이를 쉽게 이해하려면 약 10개의 올리브 열매가 약 60칼로리쯤 되는 열량을 가지고 있다고 보면 된다. 그 속에 수분이 75-80%, 지방이 11-15%, 탄수화물이 4-6% 그리고 소량의 단백질이 들어 있다. 또한 비타민 E와 K가 하루 권장량의 약 75%에 해당되는 양이 들어 있고 철, 구리, 칼슘, 나트륨 등의 미네랄도 존재한다.

올리브(유)의 지방산 구성 비율:
- 포화지방: 14.9%
- 단일불포화지방: 77.2%.
- 다중불포화지방: 8.9%.

지중해 식단은 단일불포화지방을 많이 함유한 올리브유 섭취를 적극 권장하기 때문에 저지방 식단과 구별된다. 그러나 모든 올리브유가 다 똑같지 않기 때문에 나는 항상 익스트라 버진 올리브유를 섭취하라고 강조한다. 익스트라 버진 올리브유는 신선한 올리브 열매를 압착시켜 바로 짜낸 기름으로 시중에서 다소 구하기 어려운 단점이 있다. 시중에서 파는 올리브유는 익스트라 버진이란 라벨을 붙여서 팔고 있지만 대부분 100% 익스트라 버진 올리브유가 아니라 다른 기름과 혼합한 것들이다. 그러므로 이런 것을 먹으면 건강에 나쁜 오메가 6 지방을 많이 먹게 되기 때문에 내가 말하는 대로 기름을 먹고도 병이 낫지 않게 되는 낭패를 당할 수 있다. 따라서 반드시 익스트라 버진 올리브유를 구해서 먹도록 신경을 써야 한다.

또한 올리브유는 포화지방보다는 열에 약한 편이라서 그냥 먹는 것이 가장 좋다. 그러나 만약 열을 가하는 요리를 할 때에는 가능한 약한 불로 살짝 요리하는 정도로 그치는 것이 기름의 산화와 트랜스 지방(엘라이딘산)의 발생을 막을 수 있고 그 안에 들어있는 항산화제와 비타민 영양소의 손상을 줄일 수 있다. 또한 올리브유 고유의 풍미를 보존할 수 있다. (**참고_** 올리브유는 이중결합이 한 개인 단일불포화지방의 비율이 77%, 포화지방 비율이 15%라서 다른 식용유보다는 비교적 열에 강한 편에 속한다. 그러므로 튀김처럼 고열을 가하는 요리에 사용해도 안전하다고 주장하는 사람들도 있지만 그런 튀김 요리를 할 때에는 과산화지방과 알데하이드 같은 유해물질이 만들어지고 트랜스 지방인 엘라이딘산이 생겨나기 때문에 나는 가능한 이런 튀김 요리를 먹지 않는 것이 더 좋다고 생각한다.)

아보카도(유)

아보카도는 아보카도 나무의 열매로 중남미 지역의 특산물이다. 단일불포화지방산이 풍부하여 과육이 크림처럼 부드럽고 미끈거리며 당분이 적은 고지방 식품이다.

아보카도(유)의 장점을 알아보자.

▶**아보카도(유) 속에는 올리브처럼 단일불포화지방산인 올레익산이 많이 들어있다.** 앞서 말했듯이 올레익 산은 염증을 줄여주고 심장에 좋은 기름이며 암을 유발하는 유전자의 발현을 억제시키는 작용을 가지고 있다고 알려져 있다.

▶**아보카도 속에는 눈에 좋은 루테인, 제아잔틴과 같은 항산화제가 풍부하게 들어있다.** 그래서 백내장, 황반 변성 등 성인의 눈 질환 예방에 도움을 준다.

▶**아보카도(유)는 심혈관 건강에 유익하다.** 아보카도 속에 콜레스테롤이 없고 나트륨이 없기 때문에 심혈관계에 좋다고 말하는 구시대 이론도 있지만 그것보다는 혈중 중성지방과 LDL 레벨을 낮춰주고 HDL 레벨을 높여주기 때문이라고 말하는 것이 맞다.

- 혈중 중성지방 레벨 20% 감소
- 혈중 LDL 레벨 최대 22%까지 감소
- 혈중 HDL 레벨 11% 증가
- 혈압을 낮춰준다.

▶**아보카도에는 포태슘이 많다.** 포태슘이 많다고 알려진 바나나보다도 더 많이 들어 있다. 포태슘은 세포막의 전위차를 유지하는데 중요한 역할을 하는 전해질로 신경세포, 심장 및 혈관 세포, 호르몬과 분비샘 세포들의 기능 유지에 필수적인 물질이다.

▶**아보카도는 식이섬유가 풍부하여 혈당이 순간적으로 증가하는 것을 막아주고 포만감을 가져다 준다.** 그래서 체중 증가와 비만을 막고 제2형 당뇨 발생도 예방하고 이를 역전시키는데도 도움을 준다.

▶**아보카도는 같이 먹는 다른 식품의 영양 흡수를 도와주는 작용을 한다.** 이는 그 속에 지방이 풍부하기 때문으로 특히 지용성 비타민 A, D, E, K와 카로티노이드 항산화제의 흡수를 도와준다. (2.6-15배까지) 그래서 자신도 영양가 풍부하지만 다른 식물성 식품들과 함께 먹으면 그들 속의 많은 영양소까지 함께 흡수가 잘되게 도와준다. 이런 이유로 저지방 채식주의자 식단에서도 환영 받는 식품이라 할 수 있다.

▶**아보카도가 일부 항암 효과를 나타낸다고 주장하는 사람도 있다.** 그러나 이는 어디까지나 실험실 자료이며 아직까지 인체를 대상으로 연구가 진행된 것은 아니다.

▶**이 밖에 피부 상처치유와 관절염에도 좋은 결과를 보인다는 주장도 있다.**

아보카도는 수분 73%, 지방, 15%, 탄수화물 8.5%, 단백질이 2%

로 구성되어 있다. 칼로리는 100g 에 160칼로리 정도다. 지방이 풍부하고 식이섬유가 많으며 엽산, 비타민 K1, 비타민 E, 비타민 C, 비타민 B6 같은 비타민과 포태슘, 구리 같은 미네랄도 함께 들어 있다.

아보카도(유)의 지방산 구성 비율:
- 포화지방: 15.5%
- 단일불포화지방: 71.3%.
- 다중불포화지방: 13.2%.

아보카도는 맛 좋은 영양성분으로 다른 식사를 보조하는데 매우 유용하다. 특히 채식을 더욱 맛있게 만들어주는 역할을 한다. 아보카도로 멕시코 음식인 과카몰리 같은 반죽을 만들어 먹거나 스무디를 만들 때 사용하면 아주 좋다. 샐러드 드레싱으로 아보카도유를 사용할 수도 있다.

견과류/씨앗류

견과류는 견과 나무의 열매로 외피가 단단하고 그 안의 떡잎 부위를 식용할 수 있는 식품군이다. 호두, 잣, 피칸, 마카다미아, 피스타치오, 캐슈너트, 아몬드 등이 있다. 다른 식품군에 비해 지방 비율이 높고 지용성 비타민과 각종 무기질을 많이 포함하고 있는 비교적 고열량 식품이다. 아마씨, 치아씨, 대마씨, 호박씨, 검은 참깨, 해바라기씨 같은 씨앗류도 마찬가지다.

이들은 비교적 적은 양으로도 쉽게 포만감을 느낄 수 있게 해주며 포화지방보다 불포화지방산을 많이 함유하고 있어 기능성 건강 식품으로 중요한 역할을 한다.

견과류와 씨앗류의 효능을 요약하면 다음과 같다.

▶**몸에 필요한 건강한 불포화지방산을 포화지방보다 더 많이 함유하고 있다.** 우리 몸 안에서는 포화 지방과 불포화 지방이 각자 자기의 고유의 역할을 하고 있다. 포화 지방은 에너지 연료와 저장 수단 그리고 세포막의 구성에 참여한다. 불포화 지방에는 단일불포화지방산과 다중불포화지방산이 있는데 단일불포화지방산은 포화지방과 같이 에너지원으로서의 역할과 세포막 구성에 참여하는 것을 원칙으로 한다. 그래서 세포막에 포화와 불포화지방산의 비율에 의해 세포막의 투과성이 결정되기 때문에 이들의 적절한 비율이 매우 중요하다. 한편 다중불포화지방산은 뇌신경 조직 같은 곳의 세포막 성분에도 참여하지만 그 보다 더 중요한 의미는 국소 호르몬인 프로스타글란딘의 원료 역할을 한다는데 있다. 그러므로 이들이 모두 적당한 비율을 이루고 있는 것이 건강에 매우 중요하다고 할 수 있다.

▶**대부분의 견과와 씨앗 속에는 필수 지방산인 다중불포화지방산을 단일불포화지방산보다 더 많이 함유하고 있다.** 단, 아몬드, 캐슈너트, 마카다미아 같은 견과는 예외로 단일불포화지방산인 올레익산이 다중불포화지방산에 비해 월등히 높다. 따라서 견과이면서도 단일불포

화지방산 비율이 높은 과일인 올리브(유), 아보카도(유)와 비슷하다.

▶**오메가 3 지방과 더불어 항산화 영양제와 비타민, 미네랄들을 함유하고 있다. 그래서 염증을 가라앉혀 주는 작용을 한다.**

대부분의 견과와 씨앗에는 다중불포화지방산중 오메가 6 지방산이 오메가 3 지방산에 비해 월등히 높은 비율로 들어있다. 그래서 지나치게 많이 섭취할 경우 도리어 염증을 조장할 가능성이 있다. 그렇지만 식물성 식품으로 필수지방산인 오메가 3 지방산을 섭취하기에는 이만한 식품군이 없기 때문에 건강한 식품으로 선정하였다. 이들을 적당량만 섭취하면 오메가 6 지방산이 오메가 3 지방산에 비해 많다고 문제가 되지 않을 것이다. 게다가 견과와 씨앗 중에 드물지만 오메가 3가 오메가 6에 비해 상대적으로 많은 것이 있다. 바로 아마씨와 들깨가 그런 것들이다. 그러므로 오메가 3 때문이라면 가능한 이들을 섭취하는 것이 좋다. 또한 오메가 3에 비해 오메가 6 비율이 낮은 치아씨와 대마씨도 비교적 좋은 씨앗류라고 할 수 있다. (**참고_** 오메가 6와 오메가 3 지방산의 비율이 3:1 이하인 것을 섭취하는 것이 권장되고 있다.)

▶**불포화지방과 항산화제의 작용으로 혈관염과 동맥경화를 예방하고 혈관 기능과 혈액 순환을 증진시켜 주며 혈압을 낮춰주는 효과를 지니고 있다. 따라서 심혈관질환의 위험을 감소시켜준다.**

▶**여러 관찰 연구에서 견과/씨앗류를 섭취하면 뇌기능을 개선시키고 치매를 예방하는데 도움을 얻는다고 한다. 노화와 관련된 뇌기능**

(기억력, 사고력, 판단력 등) 저하는 물론이고 우울증 같은 정서 장애에도 도움을 준다. 그러나 이런 결과들은 모두 관찰 결과일 뿐 아직 명확한 기전은 밝혀져 있지 않아 좀 더 많은 연구가 필요하다. 그렇지만 아마도 오메가 3 지방산과 항산화제가 그런 역할을 하는 것이 아닐까 추정되고 있다.

▶견과/씨앗류는 크기에 비해 고열량 식품으로 그 대부분 칼로리가 지방으로부터 나온다. 그렇지만 이들이 비만을 일으키는 역할을 하지는 않는다. 그것은 이런 식품을 먹는데 한도가 있기 때문이다. 이들은 어느 정도 먹으면 포만감을 주기 때문에 당분처럼 먹어도 또 먹고 싶어지게 만들지 않는다. 이런 점에서 견고와 씨앗은 식탐을 조절하고 혈당을 조절하는데 좋은 식품이라 할 수 있다. (**참고_** 그렇다고 이런 식품들을 너무 많이 섭취하면 그 속의 피틴산과 같은 반영양물질 때문에 철, 아연 같은 필수 미네랄의 흡수를 방해할 수 있어 하루에 한줌 정도로 적당한 양만큼만 섭취하도록 권하고 있다.)

▶일부에서는 암을 예방하는 작용이 있다고 주장한다. 그러나 아직 구체적으로 연구된 자료는 없고 다만 대장암, 전립선암, 유방암, 신장암 등 몇몇 특정 암환자들을 대상으로 소규모 관찰 결과들만 보고하고 있는 상태라서 확실하다고 말할 수 없다.

일반적으로 이들 견과와 씨앗 속에는 지방이 많고 그 다음이 단백질, 그리고 약간의 탄수화물로 구성되어 있다. 탄수화물 중에는 당분이 적고 식이섬유가 더 많은 부분을 차지하고 있다.

견과류의 지방 함량은 그 종류마다 약간씩 차이가 난다. 일반적으로 포화지방보다는 불포화지방이 더 많고 마카다미아를 제외한 대부분은 단일불포화지방보다는 다중불포화지방이 더 많다. 그리고 다중불포화지방산 속의 필수지방산은 오메가 6 지방이 오메가 3 지방보다 더 많이 들어있다. 그렇지만 앞서 말한 대로 아마씨, 들깨의 경우는 예외적으로 오메가 3 지방산이 더 많이 들어 있다. 이들 속에 들어있는 오메가 3 지방산은 알파리놀렌산(ALA)으로 염증을 가라앉혀 주고 프로스타글란딘을 만드는 원료가 되는 기능성 물질이기 때문에 건강 유지에 있어 매우 중요한 역할을 차지하고 있다. 이런 점으로 볼 때에도 견과와 씨앗이 식물성 식품으로부터 ALA를 얻을 수 있는 가장 확실한 방법에 해당되기 때문에 그 영양학적 가치를 인정받고 있다고 생각한다.

(**참고_** 앞서 나는 견과와 씨앗을 너무 많이 먹지 말아야 하는 이유로 그 속에 함유된 반영양물질인 피틴산이 미네랄 흡수를 방해하기 때문이라고 말했다. 이것 말고 또 다른 이유로는 아마씨와 들깨를 제외한 대부분의 견과와 씨앗에 오메가 6지방산이 오메가 3 지방산에 비해 월등히 많이 들어 있기 때문에도 그렇다고 할 수 있다. 오메가 6 지방을 많이 섭취하면 염증을 일으키는 아라키돈산이 많이 생성되어 몸에 불필요한 통증과 염증을 일으킬 수 있다. 따라서 오메가 3 지방산을 함께 섭취하여 이를 적절하게 견제해야 하는데 그러기 위해서는 오메가 6와 오메가 3 비율이 1:1을 이루도록 하는 것이 필요하다. 그렇지만 실제로 이런 조건을 맞추기 힘들기 때문에 많아도 3:1을 넘지 않도록 해야 한다. 그러려면 견과와 씨앗이

이런 비율로 필수지방산을 제공해야 하는데 실제 대부분의 것들은 이보다 높은 비율을 가지고 있다. 예를 들어 호두의 경우 이 비율이 10:1 정도고 호박씨의 경우는 5-6:1, 해바라기씨의 경우에는 오메가 3 지방이 거의 없는 상태다. 따라서 이와 같은 견과나 씨앗을 많이 섭취하게 되면 오메가 6 지방산을 많이 섭취하는 결과를 초래되기 때문에 하루에 한 줌 이상은 먹지 않도록 권하게 되는 것이다.)

카카오 버터와 다크 초콜렛

카카오 버터는 카카오 콩을 압착시켜 뽑아낸 순수한 지방질로 하얀 색깔을 띠는 연한 식물성 고체 지방이다. 그 속에는 팔미트산, 스테아릭산과 같은 포화지방 36-43%, 올레익산과 같은 단일불포화지방이 29-43%, 다중불포화지방이 0-5%를 구성하고 있다. 이것을 가지고 흰색 초콜렛을 만드는데 사용한다.

카카오 콩에서 카카오 버터를 추출하고 남은 것은 카카오 분말(일명 코코아)이라고 하는데 초콜렛은 카카오 버터와 카카오 분말을 분리하지 않은 채 녹여서 거기에 우유, 설탕, 향미료 등을 넣어서 만든 고체 기호 식품을 일컫는 말이다. 이 때 우유, 설탕 등의 비율을 줄이고 카카오 버터와 카카오 분말의 비율을 70-85% 정도로 높여서 만든 것을 다크 초콜렛이라고 부른다. 카카오 함량이 높아질수록 점점 더 쓴 맛이 강해진다.

이 밖에 카카오 콩 속에는 식이섬유와 철, 마그네슘, 구리, 망간 같은 미네랄들이 들어 있고 약간의 카페인과 테오브로마인 같은 자극제도 포함되어 있다.

순수한 카카오 버터에는 카카오의 맛과 향이 거의 남아 있지 않고 대신에 카카오 속에 들어있는 소량의 카페인, 테오브로마인, 기타 영양물질들만 조금 잔존해 있을 뿐이다. 그렇지만 지용성 항산화제는 많이 남아 있기 때문에 식용으로 사용하는 것 외에 피부 미용제품을 만드는 데도 널리 이용되고 있다.

카카오 버터와 다크 초콜렛은 다음과 같은 건강상의 효능을 지니고 있다.

▶**높은 항산화 기능을 지니고 있다.** 가공하지 않은 카카오는 항산화 지수(일명 ORAC 수치)가 매우 높다. 이 속에는 항산화 작용을 하는 폴리페놀, 플라바놀, 카테킨 들이 들어있어 웬만한 과일보다도 그 양이 풍부한 편이다.

▶**혈액 순환을 좋게 하고 혈압을 낮춰준다.** 플라바놀 성분은 혈관내피 세포를 자극하여 산화질소(NO; Nitric Oxide)를 생산하도록 자극한다. 산화질소는 혈관으로 하여금 이완되도록 신호를 보내는 작용을 하기 때문에 혈류에 대한 저항을 줄여주어 자연스레 혈압이 내려가게 만든다. 그 결과 혈액 순환이 개선되는 효과가 나타나게 된다.

▶**다크 초콜렛은 HDL 레벨을 올려주고 LDL이 산화되는 것을 막아준다.** 그래서 심혈관질환의 위험을 줄여주는 작용을 한다. 혈중 LDL 입자는 자유기의 공격을 받아 산화되는데 그렇게 되면 그 안에 담겨

있던 콜레스테롤도 산화되며 이들 산화 LDL과 산화 콜레스테롤이 연쇄적으로 주변의 다른 분자들을 산화시켜서 혈관내벽의 염증불을 더 크게 번지게 만든다. 이런 의미에서 다크 초콜렛 속의 항산화제가 LDL과 콜레스테롤의 산화를 방지시키는 역할을 한다는 점은 매우 고무적인 일이라 할 수 있다. 한 연구에서 470명의 노인들을 대상으로 15년 동안 다크 초콜렛을 먹였더니 심혈관질환의 발생율이 무려 50%나 감소하였다는 결과를 내놓고 있다. 또 다른 연구에서는 일주일에 2번 이상 다크 초콜렛을 먹는 사람들에서 혈관벽에 칼슘이 침착되는 비율이 약 32% 정도 더 낮아진다고 밝히고 있다. 마지막으로 또 다른 연구에서도 일주일에 5회 이상 다크 초콜렛을 먹는 사람들이 심혈관질환의 발생 위험이 57% 낮아진다는 연구 결과를 내놓았다. 물론 이 3가지 연구가 모두 관찰 결과들이라서 인과성을 입증하기는 어려운 점이 있기는 하지만 그럼에도 불구하고 나름대로 카카오 속의 항산화제가 심혈관 기능에 얼마나 중요한 역할을 하고 있는지를 보여주는 단적인 사례라고 할 수 있다.

▶카카오 버터와 다크 초콜렛은 인슐린 민감성을 증진시켜 인슐린 저항성을 줄여주는 역할도 한다.

▶카카오 버터와 다크 초콜렛 속의 생활성 물질들이 피부를 보호하는데도 중요한 작용을 한다. 플라바놀은 피부로 가는 혈류를 증대시켜서 햇빛에 의해 피부가 손상되는 과정으로부터 피부를 보호해주는

작용을 한다.

▶카카오 버터와 다크 초콜렛은 뇌 기능도 개선시켜 준다. 한 연구에서는 건강한 자원자들을 대상으로 5일 동안 높은 농도의 카카오 분말을 먹인 결과 뇌로 가는 혈류가 증가되는 것을 확인할 수 있었다. 또한 카카오는 노인들의 인지 기능 향상에도 도움을 준다. 그래서 말을 하는 횟수가 늘어나고 기억력이 향상되는 결과를 얻었다고 밝히고 있다. 이는 아마도 카카오 버터와 다크 초콜렛 속에 들어 있는 카페인과 테오브로마인 같은 자극제가 그런 작용에 기여한 것이 아닌가 생각된다.

　다크 초콜렛 속에는 적지만 당분이 들어 있기 때문에 너무 많이 먹으면 좋지 않다. 보통 하루에 2-3조각 정도만 먹는 것이 좋다. 만약 그보다 더 많은 양을 먹으려면 거의 지방질로만 된 카카오 버터를 구입해서 먹도록 한다.

> **참고**
>
> **조리용보다는 그냥 먹는 것이 좋은 건강한 지방들**
>
> 열에 약한 다중불포화지방산을 많이 함유한 지방 식품들은 그냥 먹는 것이 좋다.
> - 생선유
> - 아마씨유
> - 들기름
> - (압축)견과/씨앗유-정제 식용유가 아님.

> 참고

건강한 조리용 지방들

음식을 조리할 때에는 열에 의해 산화되거나 손상되지 않는 안정된 기름을 사용해야 한다. 이 경우에는 건강한 지방을 선택하여 조리하는 것뿐 아니라 조리하고 난 뒤에도 건강에 유익한 상태로 머물고 있는 지방을 선택해야 한다.

기름에 열을 가하면 이것이 과산화지질로 변하면서 자유기를 발생시키고 이차로 열을 받아 분해되면서 알데하이드란 해로운 독성 물질들을 만들어내게 된다. 이런 일은 70℃정도의 낮은 열을 가해도 그렇고 전자레인지 속에서 높은 열을 가해도 마찬가지로 생겨난다. 이들 중 일부는 유증기 형태로 사람의 호흡기 속으로 들어가 암을 유발할 수도 있다.

그러므로 다음 두 가지 사항을 고려하여 조리용 지방을 선택해야 한다.

- **지방의 포화도**: 포화지방일수록 열에 저항력이 강하다.
- **지방의 발연점(smoke point)**: 지방이 타기 시작하는 온도가 높을수록 벤조피렌 같은 유독 물질이 덜 생긴다.

이런 이유로 나는 다음과 같은 지방을 조리할 때 사용할 것을 추천한다.

- 코코넛유
- 올리브유
- 아보카도유
- 마카다미아유
- 버터
- 동물성 지방-돼지 비계, 우지, 고기 썰다 남은 지방 덩어리

위에 적힌 지방을 사용하는 것이 바람직하지만 비용이 많이 들어가서 부담이 되는 경우에는 식용유보다 팜유를 사용할 것을 추천한다. 팜유는 야자 열매의 과육으로부터 얻는 기름이다. (참고: 야자 열매의 씨앗으로부터 얻은 기름은 팜핵유라고 해서 팜유와 구분된다.)

팜유의 지방산 구성 비율:
- 포화지방: 53%.
- 단일불포화지방: 37%.
- 다중불포화지방: 10%.

팜유도 대부분이 포화지방과 단일불포화지방으로 구성되어 있고 다중불포화지방산은 적은 편이라 조리용 기름으로 적합하다.

붉은 팜유가 정제하지 않는 상태라서 가장 좋다. 그 속에는 비타민 E 가 풍부하고 코엔자임 큐텐과 다른 영양소들이 풍부하게 들어있다.

제5장
나쁜 지방

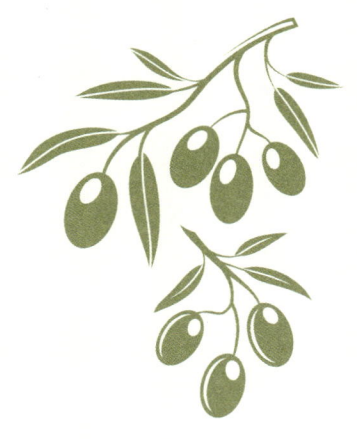

제5장
나쁜 지방

    이 장에서는 건강을 해치는 나쁜 지방에 대해 설명하기로 한다. 내가 여기서 언급하는 지방은 그 동안 나름대로 내가 연구하고 조사하여 건강에 해를 끼치는 지방이라고 판단하여 소신에 입각하여 밝히는 것이기 때문에 어떤 개인적 이해 관계나 특정 상대를 비방할 목적으로 선정한 것이 아님을 분명하게 밝혀둔다. 그러므로 최종 선택은 여러분 각자 판단에 의한 것일 수 밖에 없음을 다시 한 번 확실하게 천명한다.

    나는 다음과 같은 3 가지 지방을 '**나쁜 지방 삼총사**'라고 부르고 있다.

- 식물성 식용유(일명 오메가 6 지방 과다 함유 오일)
- 경화유 및 트랜스 지방
- 산화 지방

식물성 식용유

식물성 식용유는 식물성 씨앗을 가공하여 그것으로부터 기름을 짜서 만든 상업용 기름을 말한다. 이런 기름의 문제점은 다시 두 가지로 나눠 볼 수가 있다. 하나는 원료인 씨앗 속의 기름 성분 자체의 문제이고 다른 하나는 식용유 제조 과정 상의 문제라 할 수 있다.

1. 식물성 씨앗 기름의 문제점

식물성 씨앗 기름 속에는 다중 불포화지방산 중에 오메가 6 지방이 과도하게 많이 들어 있다. 그러므로 이런 씨앗으로 만든 식용유 속에도 오메가 6 지방산이 우세하게 들어 있게 된다. 반면 오메가 3 지방산은 매우 적게 들어 있고 제조 과정에서 소실되어 그 비율이 15-20: 1 이상인 경우도 흔하다.

앞서 나는 견과와 씨앗이 건강한 지방을 제공하는 식품이지만 한꺼번에 너무 많은 양을 먹는 것은 좋지 않다고 말했다. 그러면서 그 이유 중 하나가 견과와 씨앗 속에 오메가 6 지방산이 오메가 3 지방산에 비해 너무 많이 들어 있기 때문이라고 말했다.

원래 오메가 6 지방산은 성장 과정에서는 중요한 역할을 하는 물질이다. 그래서 신체 활동 과정 중에 의도적 염증을 일으키며 성장과 수리를 도와주는 작용을 하도록 설계된 물질이다. 그러나 성장이 끝난 시기에는 그리 많은 양이 필요하지 않고 피부 및 모발 생성, 생식 기능 유지, 손상된 세포 수리와 재건 등 몇 가지 기능을 유지하는 차원에서 조금만 필요할 뿐이다. 만약 이것이 너무 많이 존재하게 되면 성장은 하지 않은 채 불필요하게 염증성 연쇄 반응이 자주 일어나 몸이 도리어 퇴행을 겪게 되는 방향으로의 몸 속 환경이 바뀌게 된다. 따라서 성장이 끝난 사람들에서는 지나치게 많은 오메가 6 지방산을 섭취하지 않는 것이 좋다. 그리고 이를 부득이 많이 섭취할 경우에는 이것에 길항 작용을 하는 오메가 3 지방산으로 적절하게 견제하는 것이 올바른 방법이다.

그런데 상업용 식용유 속에는 다른 지방보다도 오메가 6 지방이 압도적으로 많이 들어있다. 그래서 이를 섭취하면 할수록 몸 속에 오메가 6 지방산 비율이 증가하여 소소한 염증들이 자주 발생하게 된다. 그 결과 몸이 자꾸 쑤시고 붓게 되는 것이다. 이는 오메가-6 지방산의 만성적 과다 섭취가 아라키돈산과 염증성 프로스타글란딘-2 계열 물질들의 생산을 증가시켜 몸 속에서 각종 염증 반응을 진행시키기 때문인 것으로 추정해 볼 수 있다.

문제는 지난 20세기 후반부터 식물성 기름들이 '심장에 좋은 기름' '건강에 좋은 기름'이란 명패를 달고 엄청나게 많이 소비되고 있다는 점이다. 이와 동시에 진짜 건강에 좋은 버터 등과 같은 지방을 건강에 나쁜 지방으로 몰면서 그 세를 확장시켜 나가고 있다. 그리고 그 이면에는 정부나 각종 학회 등의 묵시적 지원이 자리잡고 있다. 이로 인해 현대인의 몸 속에 오메가 6 지방산(리놀레 산)이 차지하는 비율이 크게 증가하였다.

그림1 사람 몸 속 지방에서 리놀레산이 차지하는 비율의 증가하고 있다. (침팬지와 비교해 보라.)

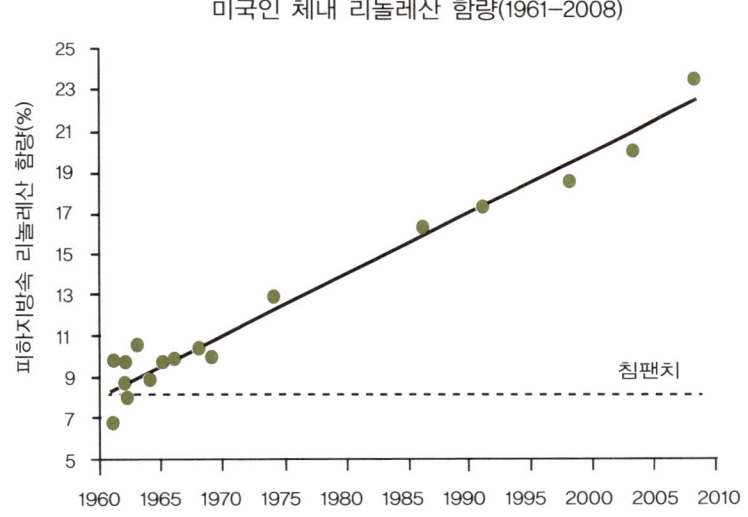

참고적으로 세계보건기구(WHO)에서는 오메가 6 지방산 : 오메가 3 지방산 섭취 비율을 3~4:1로 권장하고 있으며, 한국영양학회의 권장 비율은 4~10:1이다. 그러나 나를 포함하여 많은 건강전문가들은 이 비율을 1:1이 되도록 낮추는 것이 바람직하다고 주장한다. 특히 성인들에서는 이 비율을 낮출수록 유리하다고 생각한다.

그러나 현실은 이와 반대로 향하고 있다. 식용유를 많이 먹는 현대인의 현재 평균 섭취 비율은 10:1 이상으로 과도하게 많은 양의 오메가 6 지방산을 섭취하고 있는 실정이다. 나는 이 비율을 낮추기 위해 무엇보다 먼저 상업용 정제 식용유의 섭취를 줄일 것을 강력하게 권장한다. 특히 성장이 다 끝난 사람들의 경우에 이를 실천하는 것이 중요하다. 아마도 한창 성장 중인 아이들이나 젊은 사람들의 경우에는 내 말의 의미를 깨닫지 못할 수 있다. 그러나 그들이 나중에 그런 기름을 많이 먹다가 보면 서서히 건강을 잃게 될 것이고 그 때가 되면 내 말의 의미가 무엇인지 확실하게 깨닫게 될 수 있을 것이라고 생각한다.

참고

오메가 6 지방산과 심혈관질환 발생과의 상관성

20세기 후반 사람들은 애꿎게 포화지방과 콜레스테롤을 심혈관질환의 범인으로 간주하고 이를 입증하기 위해 엄청난 양의 돈을 쏟아 부었다. 그러나 결과는 모두 잘못된 것으로 드러났다. 그리고 이제 사람들은 트랜스 지방과 식물성 정제유가 몸 안에서 염증을 일으키는 주요 인자라는 점을 깨닫게 되었다. 그 동안 이들은 동물성 포화지방과 콜레스테롤에 대한 누명 덕분에 상대적으로 심장에 좋은 기름이란 어부지리를 얻어왔던 터라 많은 사람들이 어안이 벙벙할 수 밖에 없을 것이다. 그렇지만 각종 연구를 통해 진실이 드러나면서 이제 이들은 더 이상 건강한 지방이 아니고 나쁜 지방이라는 사실이 확실하게 밝혀지고 있다.

먼저 한가지 메타 연구 결과를 살펴보자. 포화지방을 오메가 6 지방이 풍부한 식용유로 대체시킨 뒤 사망율을 비교한 8개의 무작위 대조 연구를 다시 후향적으로 분석해 보았다.

식물성 식용유를 먹인 그룹에서 공통적으로 콜레스테롤 레벨이 저하된 것은 당연한 결과로 이는 더 이상 아무런 의미를 갖지 못하는 결과라 할 수 있다. 이들 중 3개의 연구에서는 식물성 정제 식용유 그룹에서 사망률이 크게 증가하였다고 밝히고 있고, 4개의 연구에서는 두 그룹 간에 통계학적 차이가 없다고 말하고 있으며, 나머지 한 개의 연구에서는 식물성 식용유를 섭취한 그룹에서 더 큰 개선 효과가 나타났다고 주장했다. 그러나 이 마지막 연구는 핀란드 정신 병원에서 시행된 연구로 그 진행 과정 상에 여러 결함이 있는 것으로 지적되었다.

또 다른 연구에서는 식물성 식용유를 많이 소비하는 것과 인구 중에서 심혈관질환이란 특정 질병의 유병율 및 사망율을 비교하는 연구를 시행하였다. 그 결과 혈액 속에 오메가 6 지방산의 양이 많을수록 심혈관질환으로 사망하는 율도 높아진다는 연구 결과를 내 놓았다.

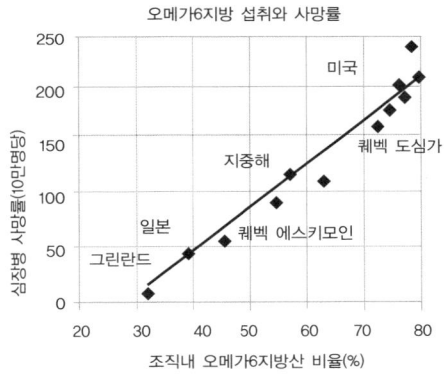

그러나 이 연구는 오직 상관성만을 보여줄 뿐이지 오메가 6 지방산이 심혈관질환을 일으키는 원인이라는 인과성을 확실하게 보여주는 것은 아니라는 사실을 확실하게 이해하여야 한다.

(참고: 실제 혈관벽에 손상을 일으키는 요인은 오메가 6 지방이 아니라 식용유 속의 들어 있는 트랜스 지방과 기타 다른 변질된 지방 성분들이라는 주장도 있다.)

2. 식용유 제조과정상의 문제점

상업용 식용유를 제조할 때에 기름을 더 잘 빼내기 위해 원료인 씨앗을 볶기 시작한다. 그러면 이때부터 기름이 산패되기 시작한다. 이것을 압착기 속에 넣고 물리적 힘을 가해 기름을 짜내는데 이 과정에서 어쩔 수 없이 공기와 빛에 노출되고 압축으로 온도가 상승하게 되면 다중 불포화지방산이 손상되어 산화 지방으로 변하게 된다.

게다가 남은 찌꺼기 원료에서 더 기름을 짜내기 위해 헥산이나 헵탄 같은 유기 용제를 사용하게 되면 식용유 속에는 이런 유기 용제의 잔재가 남아있게 된다. 또한 이 과정에서 원료로부터 섬유질과 단백질, 복합 탄수화물 등을 제거하면서 동시에 인체에 중요한 레시틴 성분도 제거하게 된다. 그리고 이를 정제하는 과정에서 유리 지방산들이 추가로 제거된다.

여기서 그치는 것이 아니다. 상품성을 높이기 위해 식물성 색소를 제거하기 위한 표백 작업과 냄새를 없애기 위한 탈취 작업을 실시하는데 이 때 독성 과산화물이 생성되고 이를 막기 위해 온도를 높이게 되면 불포화지방산의 이중결합 위치 이동, 트랜스 지방의 생성, 지방산끼리 고리형 화합물 형성, 지방산끼리 다중체 형성 등이 발생하게 된다. 그리고 이 과정에서 다시 토코페롤과 식물성 스테롤 같은 영양 성분들이 추가로 제거되면서 기름은 더 이상 맛과 냄새가 없어지며 도대체 무슨 원료로 만든 기름인지 도무지 알 수가 없는 상태로 바뀌게 된다.

과연 이런 자연계에 존재하지 않는 변형된 지방산들과 산화 지방, 트랜스 지방, 그리고 오메가 6 지방으로 가득 찬 기름을 섭취하게 되면 우리 인체가 이들을 처리할 수 있을까? 나는 이런 질문을 해보았다. 그리고 손을 닦는 비누를 생각해 보았다. 비누와 식용유와 차이가 무엇일까? 혹시 내가 비누를 먹고 있는 것은 아닐까 라는 생각을 해 보았다. (**참고_** 이런 가공 식용유를 처음으로 만든 회사가 아이보리(Ivory) 비누로 유명한 프록터앤갬블이란 비누 및 양초 제조회사였다!)

이처럼 공업적으로 생산된 상업용 식용유의 문제점들을 정리해 보면 다음과 같다.

▶**화학적으로 변질된 지방을 많이 함유하고 있다.** 트랜스 지방, 지방 다중체, 고리형 화합물, 알데하이드류, 에폭사이드(epoxides), 기타 밝혀지지 않은 과산화물 등을 함유하고 있다. 이들이 혈관내벽을 포함하여 여러 세포막에 염증을 일으키는 원인으로 작용하고 있다.

▶**유해한 첨가물이 들어 있다.** 추출 과정에 사용하는 헥산과 헵탄이란 유기 용제의 일부가 잔류되어 있을 수 있고 원료 씨앗에 포함된 살충제 성분들이 식용유 속까지 그대로 남아 있을 수 있으며 식용유의 유통기한을 늘리기 위해 첨가되는 각종 방부제, 합성 항산화제 등이 문제를 일으킬 수 있다.

▶**영양 성분들이 제거된다.** 레시틴, 식물성 스테롤, 비타민 E, 베타카로틴, 클로로필, 각종 미네랄 들이 제거된다.

▶**기름 고유의 맛과 향이 사라져 자가조절 기능을 잃고 중독성을 초래한다.** 옛날 방앗간에서 짠 천연 식용유는 기름 고유의 맛과 향이 살아있어서 어느 정도 먹으면 식욕을 억제하기 때문에 많은 양을 먹을 수 없었다. 그러나 상업용 식용유는 이런 맛과 향이 사라져 몸의 감각기관에 정상적인 정보를 전달해 주지 못한다. 그래서 몸에 기름이 넘쳐나는데도 계속해서 기름을 먹도록 유도하고 있다. 특히 열을 가해 지방산이 타면서 발생하는 물질이 뇌에 고소함이란 맛을 통해 중독성을 일으키는 것으로 추정되고 있다.

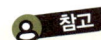 참고

카놀라유의 문제점

카놀라유는 유채씨(rapeseed)로부터 뽑은 기름으로 그 안의 쓴 맛을 내고 독성 작용을 하는 euric acid를 제거하고 만든 것이다. 단일불포화지방산이 대부분을 차지하고 오메가 6와 오메가 3 지방산 비율이 2:1 정도로 아주 훌륭한 지방산 구성을 이루고 있다. 그래서 방앗간에서 바로 짜서 먹는 것은 괜찮다.(참고 : 이를 '채종유' 라고 부른다.)

그러나 상업용 카놀라유는 헥산을 포함한 독성 유기 용제를 사용하여 식용유를 제조하기 때문에 다른 식용유와 같이 제조과정 상의 많은 문제점을 그대로 가지고 있다. 또한 유채씨도 콩, 옥수수 처럼 유전자 변형 작물(GMO)의 씨앗을 사용하여 만든 것이라서 문제가 되고 있다. 이런 이유로 나는 상업용 카놀라유의 사용을 권하지 않고 있다. 다시 말해 상업용 카놀라유는 다른 식용유와 똑같다고 생각하면 된다.

3. 기타 식용유 사용의 문제점

식용유는 대부분 고열을 사용하는 조리에 사용한다. 이 때 식용유가 타면서 연기가 발생하게 된다. 기름에 고열을 가하게 되면 과산화지질과 알데하이드, 벤조피렌 등 유해물질들이 발생하게 되고 이들이 미세먼지와 혼합되면서 유증기 상태로 사람의 호흡기 내로 들어가 점막을 자극하게 된다. 그로 인해 호흡기 점막의 염증 및 폐암 발생 등에 기여하게 된다. 전 세계적으로 비흡연 여성의 폐암이 꾸준히 증가하고 있는데 나는 이것이 조리과정 중에 발생한 식용유의 연소 찌꺼기가 일으키는 피해라고 생각한다. 그렇지만 안타깝게도 이를 뒷받침할 만한 확실한 연구 결과가 아직까지 없는 실정이다. 그렇다고 마냥 손을 놓고만 있을 수 없다. 그러므로 가능한 식용유를 고열로 처리하는 튀김이나 볶음 요리를 하지 말고 다른 방법으로 조리하여 먹는 방법을 택하도록 선택을 바꿔야 한다.

한편, 수유 중인 엄마가 오메가 6 지방산이 많은 식용유를 먹게 되면 그것이 모유를 통해 전달되어 신생아의 면역 기능을 약화시켜 잔병치레를 많이 한다는 보고도 있다.

또한 교도소에서 시행한 연구로 오메가 6 지방산의 과다 섭취가 범죄율 증가와 확실한 관련이 있다는 관찰 결과도 나와 있다. 이 말은 정제 식용유가 사람들의 정신 건강에까지 중대한 영향을 미치고 있음을 시사하는 내용이라 언급하지 않을 수 없다.

이 밖에 동물 실험에서는 오메가 6 지방산의 과다 섭취가 지방간과 다른 심한 간 손상을 일으키고 심지어는 암 발생을 증가시킨다는 연구 결과도 나와 있다.

　이런 여러 가지 사항들을 고려해 볼 때 나는 정제 식용유의 지나친 섭취가 당분과 더불어 오늘날 만성 질환의 대유행을 일으키는데 확실히 기여하였다고 생각한다. 그러므로 오메가 6 지방산을 많이 함유하고 있는 다음과 같은 정제 식용유는 먹지 말고 피해야 한다.

- 콩기름
- 카놀라유
- 옥수수 기름
- 홍화씨유
- 면실유
- 해바라기씨유
- 땅콩유
- 참기름
- 미강유(쌀겨 기름)

트랜스 지방

　1910년 이전에는 조리용 지방으로 주로 버터, 우지, 돼지 기름이 사용되었다. 그러나 1901년 독일의 화학자 빌헬름 노만이 액체 기름을 고체로 만드는 수소첨가반응 기술을 개발하면서 주방에 새로운 변화가 일어났다. 처음에는 이 기술을 생선이나 고래 기름을 고체화시키는데 적용하여 소비자들로부터 비린내 나는 기름의 원천을 숨겨보고자 하는데 사용했었다. 그러나 그 이후에 대두콩 산업이 발달하면서 콩비지 말고 콩기름이 남아돌게 되면서 이를 처리하는데 많은 애를 먹고 있던 상태였다. 이와 동시에 그 당시 요리에 사용되던 버터지방의 공급이 수요를 따라가지 못하는 상황이 발생하게 되었다. 이상과 같은 두 가지 이유가 맞아떨어지면서 액체 기름을 고체화시키는 산업이 크게 성장하게 되는 계기를 맞게 되었다. 그래서 액체 기름에 수소첨가 반응을 시켜서 만든 고체 지방을 마가린이라고 부르게 되었다. 마가린은 인조 버터 또는 식물성 버터로 불리면서 많은 사람들에게 인기를 끌게 되었다. 여기에는 냉장고의 등장도 한 몫 하게 되었는데 그것은 버터를 냉장고에서 꺼내 빵에 바르려면 그것이 부드러워 질 때까지 다소 시간이 걸렸는데 마가린은 바로 빵에 발라도 잘 발라졌기 때문에 더욱 사람들의 인기를 끌 수 있었다.

 한편, 빵을 굽거나 케이크, 과자 등을 만들 때 사용하는 반고체 상태의 가소성을 지닌 쇼트닝이란 경화유도 등장하였다. 이것은 마가린처럼 에멀션 상태는 아니지만 버터크림 같이 부드러워서 쉽게 다룰 수 있어 제빵 제과 분야에 널리 사용되게 되었다. 원래 빵을 구울 때에는 그 전까지는 돼지 기름을 사용하였지만 역시 돼지 기름 자체가 부족한 상황이 되고 미국에서 목화 산업이 크게 발달하면서 목화씨 기름이 남아돌게 되자 이들을 사용하여 만들게 된 경화유가 쇼트닝인 것이다.

액체 기름에 수소첨가반응을 시켜 다양한 목적으로 사용할 수 있는 경화유가 개발되자 주방 요리는 물론 각종 식품가공 산업이 놀라울 정도로 다양한 모습으로 분화하면서 성장하게 되었고 패스트푸드 같은 외식 산업들이 등장할 수 있는 기반을 조성해 주었다.

그러나 그 당시에는 이런 경화유가 인체에 해를 끼친다는 사실을 알지 못했기 때문에 아무런 제제나 저항 없이 널리 퍼져 나갈 수 있었다. 게다가 미국에서는 20세기 중반부터 동물성 포화지방이 건강의 공적 1호로 등장하면서 이런 식물성 기름으로 만든 경화유는 도리어 건강에 좋은 기름이란 소리를 듣는 입장이 되어 버렸다.

그러나 일부 연구자들 사이에서는 경화유 속의 트랜스 지방이 암을 일으킬 수 있고 심혈관질환도 일으킬 수 있다는 등의 위험성을 경고하는 주장을 계속 제기하고 있었다. 그렇지만 그 당시 사회적 분위기가 동물성 포화지방을 공적으로 모는 것이 대세였기 때문에 트랜스 지방의 위해성은 큰 주목을 받지 못했고 오히려 이런 분위기에 편승하여 더욱 널리 퍼지는 기회를 얻게 되었던 것이다.

그렇지만 21세기로 들어오면서 동물성 포화지방이 심장병의 범인이 아니며 각종 만성 질환의 발생에 있어 최소한 중립적인 위치에 있다는 사실들이 알려지면서 트랜스 지방의 문제와 위해성이 상대적으로 부각되기 시작하는 전세 역전의 상황을 맞이하게 되었다. 그로 인해 전 세계적으로 각국 정부들이 트랜스 지방의 사용을 규제하기 시작하였고 2013년 미국 식약청에서도 마침내 트랜스 지방을 인간이 먹어서는 안될 지방이라고 선언하기에 이르렀다.

그러나 우리 주변을 둘러보면 아직도 많은 양의 트랜스 지방이 우리 몸 속으로 들어가고 있는 것을 알 수 있다. 왜냐하면 경화유가 아직도 계속 각종 조리와 가공식품 생산에 사용되고 있기 때문이다. 정부는 식품 업자들에게 일회제공량 속에 트랜스 지방의 함량이 0.5g 이하면 제품 표기에 "트랜스 지방 제로"라는 표기를 할 수 있도록 탈출구를 만들어 주었다. 따라서 식품회사에서는 일회제공량을 줄이는 방법을 통해 자신들의 제품이 트랜스 지방을 함유하고 있지 않다고 선전하여도 소비자는 이를 믿을 수 밖에 없는 상황이 전개되고 있는 것이다.

또한 트랜스 지방은 불포화지방에 고열을 가하는 조리 과정을 통해서도 발생하는 것으로 알려져 있다. 따라서 꼭 경화유를 사용하지 않더라도 식용유를 사용하는 조리 과정이나 기타 화식 요리를 통해서도 트랜스 지방을 섭취할 수 있는 가능성을 언제든지 안고 있는 셈이다.

그러므로 우리는 이런 급작스런 상황 변화에 스스로 대처하여 자기 건강을 직접 챙기는 수밖에 다른 방도가 없음을 확실하게 깨달아야 한다. 정부가 우리를 위해 또는 식품업자나 식당 주인들이 우리를 위해 트랜스 지방이 없는 제품이나 요리를 제공해 줄 것이라는 안이한 기대를 갖지 말고 각자 자기 건강을 손수 챙기는 현명한 건강 소비자가 되어야만 한다. 지금까지 마가린, 쇼트닝을 건강한 기름인줄 알고 먹어오다가 이미 죽었거나 아니면 각종 질병에 걸린 사람들과 같은 신세가 되지 않으려면 지금부터라도 바짝 정신을 차려야 하는 것이다.

트랜스 지방이 심혈관 건강에 미치는 효과

트랜스 지방이 정확하게 어떤 기전에 의해 사람의 건강에 나쁜 영향을 미치는지 그 자세한 과정이 아직까지 분명하게 밝혀져 있지 않은 상태다. 다만 현재 거론되는 이론으로는 인간의 지방분해효소(lipase)가 cis-형 지방에만 작용하고 trans-형 지방에는 작용하지 않는다는 가설이 맨 처음에 나왔고 나중에 트랜스 지방도 인간의 몸 속에서 대사되며 이들이 정상 시스형과 경쟁하기 때문에 다른 지방산의 대사를 억제시키기 때문이라는 내용으로 이 가설이 수정된 상태다. 물론 여기서 말하는 지방산은 주로 장사슬 다중불포화지방산(LCPUFAs)이다. 따라서 트랜스 지방의 섭취가 몸 속에서 오메가 3 지방산 같은 필수지방산의 작용과 대사를 주로 방해하는 것이 핵심이라 할 수 있다. 그래서 동맥 벽에 인지질의 지방산 구조가 변하게 되어 포스파티딜콜린이 스핑고마이엘린 형태로 바뀌게 되고 산화 콜레스테롤이 칼슘들을 끌어당기면서 동맥 플레이크가 형성되게 된다는 설명이 뒤따르고 있다. 이와 동시에 트랜스 지방은 혈액을 굳지 않도록 만드는 프로스타사이클린의 형성을 방해하고 혈액 응고인자의 합성을 증가시키는 방향으로 기여하여 혈액 순환 전반에 걸쳐 나쁜 영향을 미치게 된다는 내용도 포함되어 있다.

이처럼 트랜스 지방이 심혈관질환에 나쁜 영향을 끼치고 있어 2006년도 기준으로 연간 100,000명 정도가 사망하는데 기여하고 있다는 충격적인 연구 보고가 나와 있다. 이는 다른 대영양소와 비교할 때 칼로리 기준으로 보아도 아주 높은 수준에 해당된다. 그래서 트랜스 지방을 총 칼로리 섭취의 1-3% 정도 낮은 수준으로 섭취한다고 해도 심장병으로 사망할 위험성 증가에 기여하게 되는 셈이 된다.

실제 미국 '간호사 연구' 자료를 분석해 보았더니 트랜스 지방을 통한 칼로리 섭취량이 2% 증가할 때마다 심장병 발병 사건이 2배 증가하는 것으로 조사되었다. 이는 포화지방 섭취량이 5% 증가하였을 때 심장병 발생 사건이 17% 증가하는 것에 비하면 월등히 높은 비율이라 할 수 있다. 따라서 무엇보다 먼저 식탁에서 트랜스 지방의 섭취를 줄이는 것이 심장병을 예방하는데 우선적으로 취해져야 할 조치라고 생각한다.

객관적인 혈액 검사 측면에서도 트랜스 지방 섭취는 포화지방에 비해 훨씬 나쁜 결과를 가져오는 것으로 드러났다. 자연적인 포화지방을 섭취하면 LDL 수치가 증가하면서 HDL 수치도 증가한다. 그러나 트랜스 지방을 섭취하면 LDL 수치가 증가하지만 HDL 수치는 감소하게 된다. 그래서 LDL/HDL 비율이 2배 정도 차이가 나게 벌어진다. 또한 염증 수치를 나타내는 CRP 수치를 살펴보았더니 트랜스 지방을 많이 먹는 그룹이 적게 먹는 그룹에 비해 CRP 수치가 73% 더 높게 나왔다.

트랜스 지방이 기타 건강에 미치는 효과

트랜스 지방은 심혈관계 기능은 물론 다른 만성 질환 분야에도 많은 부정적인 영향을 미치고 있다. 그러나 안타깝게도 이에 관한 연구가 활발하게 진행되지 못하고 있는 실정이다. 그 가장 큰 이유는 이런 연구를 지원할 기금이 부족하기 때문이다. 그래서 연구자들이 이런 연구보다는 연구비를 많이 타낼 수 있는 다른 연구에만 집중하고 있다. 이런 일은 자본주의 체제하에서 어쩔 수 없다는 측면을 알고 있기에 나는 우리가 각자 현명한 건강 소비자로서 자기 건강을 스스로 지키는 일에 솔선수범하는 길 밖에 없다고 생각한다. 그리고 정부는 보다 더 중립적인 입장에서 국민 건강에 필요한 연구가 무엇인지 깨닫고 쓸데없는 비실용적 연구에 아까운 세금을 낭비하지 말고 실제로 국민들의 행복과 건강을 증진시킬 수 있는 가치 있는 연구에 더 많은 지원을 해 주어야 한다고 생각한다.

▶**비만:** 트랜스 지방은 같은 칼로리를 가진 다른 영양소 섭취에 비해 더 많은 체중 증가를 가져온다는 것이 원숭이를 대상으로 6년간에 걸친 실험에서 확인되었다. 트랜스 지방을 많이 섭취한 그룹이 같은 칼로리를 섭취한 대조군에 비해 체중 증가, 특히 복부 지방이 더 많이 늘어났다고 보고하고 있다.(7.2% : 1.8%)

▶**인슐린 저항성:** 트랜스 지방은 인슐린이 세포막의 수용체와 결합하여 신호를 전달하는 과정에서 방해 작용을 하여 인슐린 저항성이

발생하는데 기여한다는 주장이 설득력을 얻고 있다. 이 때 트랜스 지방이 인슐린 수용체 자체의 기능을 마비시키는 것인지 아니면 수용체 이후의 세포 내 신호전달 과정을 교란시키는 것인지는 아직 분명하게 밝혀지지 않은 상태다.

▶**당뇨**: 트랜스 지방 섭취 증가가 당뇨병 발생에 영향을 미친다는 증거들이 계속 나오고 있다. 예를 들어 트랜스 지방을 많이 섭취하는 그룹에서 당뇨병 유병율이 높다는 조사 결과가 그것이다. 또 다른 연구에서는 총지방섭취량, 체질량지수(BMI) 등을 보정하고 나서 보니 트랜스 지방 섭취량이 유일하게 당뇨 발생의 위험요인으로 남았다는 보고를 하고 있다. 그렇지만 이들은 모두 관찰 결과일 뿐 인과 관계를 밝히는 연구가 아니어서 앞으로 좀 더 많은 연구가 진행되어야 할 필요성이 있다.

▶**알츠하이머병과 뇌신경 기능 장애**: 동물(쥐) 실험에서 트랜스 지방 섭취가 뇌신경 기능에 중요한 작용을 하는 단백질 부족을 유도하고 염증을 일으키는 것으로 밝혀졌다. 이는 특히 기억과 학습 능력을 관장하는 해마(hippocampus) 주변에서 일어나는 것으로 알려졌고 이와 같은 병적 변화가 젊고 어린 쥐들에서 단 6주 정도의 짧은 기간 동안에도 충분히 발생할 수 있는 것으로 드러났다.

▶**우울증**: 스페인에서 나온 연구에서는 트랜스 지방을 많이 섭취한 사람들이 그렇지 않은 사람들에 비해 우울증에 걸릴 확률이 48% 더

증가한다고 밝히고 있다. 그리고 그 기전으로 트랜스 지방이 안와전두피질(orbitofrontal cortex)에 있는 DHA란 필수지방산을 대체하기 때문이라고 설명하고 있다. 실제로 우울증으로 자살한 사람들의 뇌를 조사해 보았더니 안와전두피질 부위에 DHA가 남자는 16%, 여자는 32%가 더 부족한 상태였던 것으로 드러났다. (**참고_** 안와전두피질은 보상, 보상 기대, 감정이입 같은 작용을 통해 뇌의 변연계를 조절하는 기능을 하는 곳이다.)

▶**기억력:** 트랜스 지방 섭취가 한창 생산적으로 활동할 나이에 기억력을 감퇴시키는데 기여한다는 연구 결과가 나와 있다.

▶**암:** 트랜스 지방 섭취가 암 발생을 증가시킨다는 증거는 아직 없다. 그러나 몇 몇 연구에서 이들의 상관성을 보고하고 있다. 예를 들어 한 연구에서는 트랜스 지방과 전립선 암의 상관성을 보고하고 있고 다른 연구에서는 유방암과의 상관성을 조심스럽게 밝히고 있다.

▶**여성의 불임:** 탄수화물 대신 불포화지방산으로부터 생겨난 트랜스 지방의 섭취가 2%씩 증가할 때마다 여성의 난소 기능장애로 인한 불임률이 73% 증가하는 것으로 보고되었다.

▶**간 기능 장애:** 트랜스 지방은 간에서 일반 지방산과 다르게 대사되고 delta 6 desaturase라는 효소의 작용을 방해한다. 이 효소는 필수지방산(ALA)을 아라키돈산과 프로스타글란딘으로 전환시켜 세포 기능을 보조해주는 작용을 한다.

▶**대사 장애:** 트랜스 지방은 장사슬 다중불포화지방산(LCPUFAs)의

대사 과정을 방해한다. 장사슬 다중불포화지방산이 가장 중요한 때가 어린 시절이다. 그러므로 산모가 트랜스 지방을 많이 섭취하면 그만큼 장사슬 다중불포화지방을 대체하게 되어 신생아의 지능 발달이 떨어지게 된다.

▶**면역기능장애 및 알레르기 발생:** 트랜스 지방은 우리 몸에서 빠져나가는데 약 51일 정도의 반감기를 가지고 있는 이물질이다. 그래서 매일 조금씩 섭취하게 되면 이들이 몸 안에 축적되는 일이 생겨 필수지방산의 기능을 방해하고 각종 염증 반응을 유발시키는데 관여하게 된다. 그래서 면역시스템에 부담을 주고 알레르기 및 자가면역성 질환의 발생 과정에도 관여할 것으로 추정되고 있다.

트랜스 지방 섭취를 줄이는 방법

현대인들이 과연 트랜스 지방 섭취를 하지 않고 살수 있을까? 이런 질문을 하면서 다음과 같이 트랜스 지방 섭취를 막는 방법을 열거해 본다.

▶ 경화유를 사용한 제빵, 제과 제품들을 사 먹지 않는다.
▶ 식품 회사가 만든 가공 식품 중에 경화유를 사용한 것을 사지 않는다. (식품 라벨을 잘 읽을 줄 알아야 한다.)
▶ 마가린, 가공버터, 가공크림, 가공치즈 등을 사지 않는다.
▶ 식용유 섭취도 줄인다. 식용유 속에는 이미 트랜스 지방이 0.56-4.2% 정도 들어있다
▶ 경화유 또는 식용유를 사용하는 식당이나 길거리 가판 음식상에 가

지 않는다.
▶튀김 요리를 멀리한다.
▶조리할 때 고열을 사용하여 직화하는 요리를 피한다.

　이를 실천하기 힘들다고 생각하는 사람은 트랜스 지방이 병을 일으키기 전에 날을 잡아 그것을 몸 속에서 뽑아내는 작업을 해야 한다. 즉, 일정 기간 **"몸속 대청소"** 작업을 해야 하는 것이다. (참고_ 본인의 다른 저서인 "몸속 대청소"에 자세한 내용이 나와 있음.)
　우리는 이 위험한 지방으로부터 걷지 말고 뛰어 도망쳐야 한다.

산화 지방

　마지막으로 나쁜 지방은 산화된 지방이다. 산화된 지방을 먹으면 이들이 파괴자로 작용하여 몸 속의 다른 분자들을 연쇄적으로 손상시키는 일을 벌이게 된다. 그러면 몸 속에서 염증불이 일어나 자신도 모르게 몸이 쑤시고 아프며 붓게 된다. 그렇게 되는 이유는 바로 이들이 몸 안에서 세포막의 지방을 산화시키기 때문이다. 그로 인해 세포막 기능이 저하되어 세포와 조직들이 조기에 퇴행하고 돌연변이까지 발생하게 된다.
　산화된 지방이 일으키는 기전은 자유기 발생으로 설명되고 있다. 지방산 분자가 산소, 빛, 열 등에 노출되면 그것으로부터 지질 자유기(lipid radical)가 발생하거나 지방이 과산화지질(lipid hydroperoxide)로

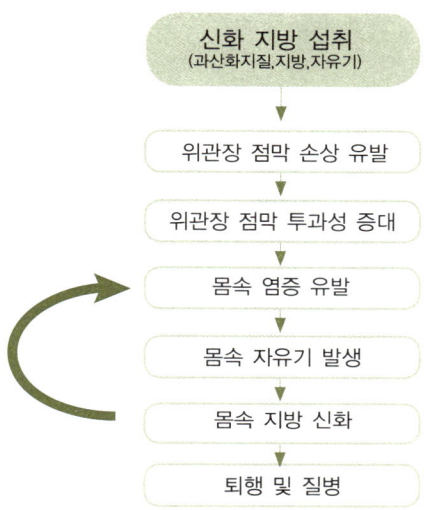

그림1 산화 지방 섭취가 퇴행(노화)과 질병을 일으키는 과정

변하면서 이들이 다시 자유기를 만들게 된다. 이들은 불안정하고 반응성이 강해서 입으로 섭취하게 되면 위장관 점막 세포들을 손상시키게 된다. 그로 인해 점막 기능이 저하되면 소화 장애, 위장관 기능 저하는 물론 몸 안으로 각종 독소와 이물질들이 들어가는 것을 쉽게 허락하게 만든다. 그 결과 면역시스템이 흥분하게 되면서 몸 속에 염증 반응이 증가하게 된다. 그렇게 되면 이제부터는 몸 안에서 자체적으로 발생하는 자유기가 증가하여 새로운 지방 산화 반응이 연쇄적으로 일어나게 된다. 결국 몸 밖의 산화된 지방 유입이 몸 안의 지방 산화 반응을 야기시키는 형국으로 이어지는 것이다.

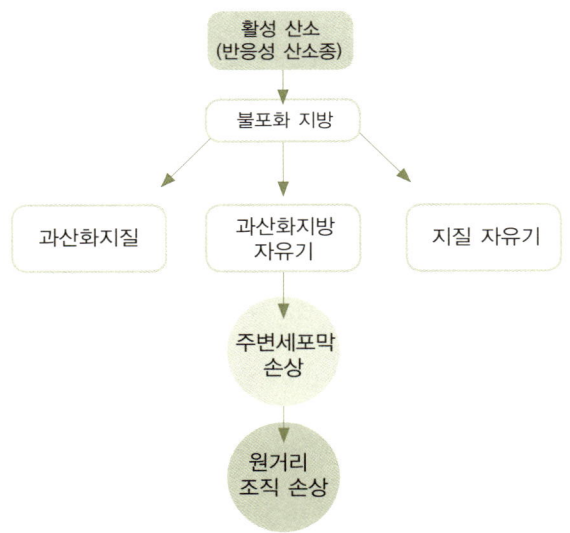

그림2 지방 산화가 세포를 손상시키는 기전 모식도

몸 안의 지방 산화 반응은 과산화지질과 과산화지방 자유기 등을 만들고 이들이 다시 이차적으로 malondialdehyde(MDA)와 4-hydroxynonenal(HNE) 같은 반응성이 강한 알데하이드 물질들을 만들어 내는 과정을 통해 진행된다. 그래서 MDA와 HNE 등을 지방 산화 반응의 지표로 사용하고 있다. 과산화지질과 과산화지방 자유기 역시 반응성 산소종(일명 활성산소)처럼 연쇄적인 반응을 야기시키는 성질을 가지고 있다. 그리고 그 결과로 만들어진 이차 반응성 알데하이드 물질은 독성 물질에 해당된다. 그래서 돌연변이를 잘 일으키고 발암성을 지니고 있는 물질로 분류되고 있다. 예를 들어, MDA는 DNA 사슬 속의 deoxyadenosine과 deoxyguanosine과 반응하여 DNA 부가 생성물들을 만들도록 하고 있다.

그래서 몸 안에 이런 산화 반응에 약한 지방이 존재하게 되면 많은 손상을 입게 된다. 그런 지방이 바로 불포화지방 특히 이중결합의 수가 많은 다중불포화지방이라 할 수 있다. 이런 이유로 성장이 끝난 시기에 너무 다중불포화지방산을 많이 섭취하게 되면 몸에 염증 반응이 일어나기 쉬워지는 형태로 변하게 된다. 따라서 이런 지방 산화 반응을 막기 위해서는 식용유와 같은 다중불포화지방산을 너무 많이 섭취하지 말아야 한다. 그것도 산화된 형태로 섭취하지 않도록 해야 한다.

그리고 몸 안에 풍부한 항산화제를 가지고 있어야 한다. 항산화제는 자유기에 전자를 제공하여 그 반응성을 차단시키는 물질이다. 우리 몸에는 글루타치온이란 강력한 항산화제와 시스템이 존재하여 이런 반응이 연속적으로 일어나는 것을 차단시키고 있다. 그렇지만 각종 스트레스나 대사 장애(예: 메틸화 장애), 영양 부족으로 인해 몸 속 글루타치온 레벨이 고갈되어 있을 경우에는 항산화 방어 작용이 충분하게 일어나지 못해 세포나 조직이 손상을 받게 된다.

> 기름이 산화적 손상에 취약하게 되는 여부는 주로 다음 두 가지 요인에 의해 결정된다.
> - 다중불포화지방산의 농도(이것이 산소와 쉽게 반응하기 때문)
> - 이런 산화적 손상을 방어해줄 항산화제의 존재 여부

대부분의 식물성 지방 속에 천연으로 비타민 E, 카로티노이드와 같

은 항산화물질들이 함께 존재하는 이유도 이들 다중불포화지방산이 산화되는 것을 막기 위함이다. 그러므로 무엇보다 산화 지방의 섭취를 막는 것이 중요함을 깨달아야 한다.

대부분의 사람들은 일부러 산화 지방을 먹지 않는다. 산화 지방을 먹으면 몸이 먼저 이를 알아차려 역겨움을 느끼고 심할 경우 구토를 하기 때문이다. 문제는 자신도 모르게 이런 산화 지방을 먹는 경우라 할 수 있다. 그럼 언제 그런 경우가 발생하는가?

바로 기름을 태우는 조리를 할 때 산화 지방이 발생하게 된다. 앞서 설명했듯이 불포화지방은 공기 중의 산소와 반응할 때 산화되는데 고열을 가하게 되면 지방 산화가 더 빨리 일어나게 된다. 그래서 고열로 볶거나 튀기거나 굽는 조리를 거친 음식 속에는 산화 지방이 어느 정도 들어 있다고 보아야 한다. 그래서 이런 음식을 먹게 되면 부지불식간에 산화 지방을 섭취하게 되는 것이다. 이 밖에 불포화지방은 강한 자외선을 받을 때에도 쉽게 산화된다. 그래서 음식을 햇빛에 노출시키면 쉽게 상하게 되는 이유가 이 때문이라 할 수 있다. 그래서 가능한 만든 지 오래된 음식을 먹지 말아야 한다. 왜냐하면 음식 속의 지방 일부가 산화되어 있을 가능성이 높기 때문이다. 실제로 자외선에 의한 지방의 산화는 의료 분야에서도 종종 목격할 수 있다. 광선치료를 할 경우 간혹 용혈 현상이 일어나는데 이것은 적혈구 세포막 속에 불포화지방산이 많이 존재하여 이들이 자외선으로 더 빨리 산화되면서 세포막이 터지기 때문에 일어나는 현상이라 할 수 있다. 지방 분해 주사를 놓을 경우에도 피부가 멍이 들 정도로 변색되는 경우는 지방 세포막에 들어있는 불포화지방들이 산화되면서 막이 터지기 때문에 출혈이 일어나는 것이다.

이제 실생활에서 산화 지방 섭취를 줄일 수 있는 방법들을 정리해 보자.

▶ **오래된 식용유를 먹지 않는다.**

들기름, 참기름 등은 가능한 오래 보관하지 말고 바로 먹는 것이 좋다. 특히 식물성 기름의 경우 1달이내 다 소비할 수 있을 정도만 짜서 바로 먹는 것이 좋다. 그리고 그 동안 기름을 햇빛이 들지 않는 서늘한 곳에 보관하는데 요즘은 대부분 냉장고 속에 보관하고 있기 때문에 문제가 되지 않는다.

▶ **음식을 오래 보관하지 않는다.**

조리한 음식을 그 때 다 소비하지 못하고 보관하면 그 속의 지방들이 산화된다. 특히 기름을 둘러 조리한 음식은 더욱 문제가 될 수 있다. 물론 이들을 냉장고 속에 보관하는 경우에는 좀 더 오랜 기간 보관할 수 있지만 이는 원칙적으로 지방의 산화를 방치하는 행동이나 다름없다. 그러므로 항상 당장 먹을 만큼만 요리하여 바로 소비하는 것을 원칙으로 해야 한다. 만약 부득이 하게 음식을 남긴 경우에는 새로운 음식을 만들어 먹기 전에 남은 음식부터 해결하는 식사 전략을 짜야 한다.

▶**열을 가한 음식을 먹지 않는다.**

식재료를 기름에 튀기는 경우에는 다른 연소 물질도 발생하지만 무엇보다 산화된 기름을 섭취하게 된다. 또한 기름을 함유한 식품을 불판에 직접 굽는 경우에도 산화된 지방을 만들게 된다. (예: 육류의 직화구이) 이 경우에는 산화된 지방이 유증기 형태로 사람의 호흡기 안으로 유입될 수도 있다. 그러므로 가능한 이런 조리방법을 지양해야 한다.

만약 조리를 할 때 기름을 사용해야 한다면 조금 불편하더라도 포화지방을 사용하는 것이 좋다. 그래야만 열에 안정된 상태로 조리 도중에 기름이 산화되지 않는다. 버터, 코코넛유, 돼지 기름(라드), 우지 등을 사용하는 것이 좋다. 올리브유는 포화지방은 아니지만 비교적 열에 강한 편이라 사용할 수 있으나 가능한 낮은 열로 조리하는 경우에만 사용해야 한다.

▶**다중불포화지방(오메가 6 지방)을 너무 많이 먹지 않는다.**

다중불포화지방을 많이 함유한 식물성 기름이나 식용유를 너무 많이 먹지 않는 것이 좋다. 특히 성장이 끝난 성인들에서는 다중불포화지방산의 과다 섭취가 몸에 불필요한 산화적 손상을 가속화시킬 수 있다. 일반적으로 다중불포화지방산의 섭취는 전체 지방 섭취의 10%이내로 제한하도록 권장하고 있다. 대신에 양질의 포화지방과 단일불포화지방을 충분하게 섭취하면 몸 밖에서뿐 아니라 몸 속에서도 지방이 산화되는 일을 막을 수 있다.

▶ **항산화제를 충분히 섭취한다.**

 몸 속에 항산화제가 풍부할 경우에는 지방 산화 반응이 조기에 종료된다. 그러나 그렇지 못할 경우에는 염증불이 꺼지지 않고 잔불을 남겨 만성적으로 각종 퇴행성 질환을 불러오게 된다. 따라서 이를 막기 위해서는 충분한 항산화제를 보충해 줄 필요가 있다. 특히 피치 못해 식용유를 섭취하였을 경우에는 비타민 E 같은 항산화제를 함께 섭취해 주는 것이 염증불을 조기에 끌 수 있는 대안 중 하나가 될 수 있다.

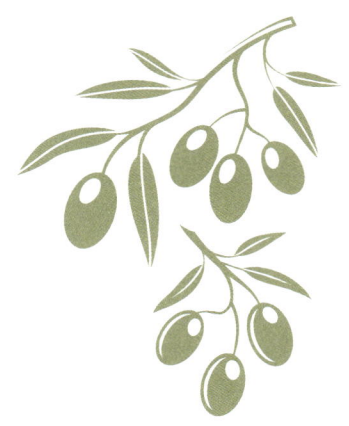

> 참고

튀김요리를 먹지도 말고 하지도 말아야 하는 이유

미국 의사들을 대상으로 조사하는 연구(the Physicians' Health Study)에서 남자 의사 15,300명을 10년간 추적 관찰해 보니

▶ 일주일에 튀김 요리를 3회 이상 먹는 사람들은 심부전증에 빠질 위험이 18% 증가
▶ 일주일에 튀김 요리를 4-6회 먹는 사람들은 심부전증에 빠질 위험이 25% 증가
▶ 일주일에 튀김 요리를 7회 이상 먹는 사람들은 심부전증에 빠질 위험이 68% 증가

그러므로 심장병 위험을 줄이기 위해서는 튀김 요리 섭취를 자제해야 한다. 이는 다른 만성 질환예방을 위해서도 마찬가지다. 그 이유는 튀김 요리 속에 불가피하게 들어가는 다음 두 가지 나쁜 지방 때문이다.

1. 트랜스 지방

액상 기름에 수소첨가 반응을 시키면 모두 14가지 종류의 트랜스 지방이 만들어진다고 한다. 이들은 피를 묽게 하는 프로스타싸이클린의 합성을 방해하기 때문에 혈관 내 혈전 생성 위험을 증가시킨다. 그러므로 갑자기 급사할 위험성을 증가시키는데 기여하는 것이다. 또한 트랜스 지방은 인슐린 저항성 발생을 증가시키는데도 기여한다. 그러므로 설탕보다도 더 무서운 물질이다. 설탕은 아주 조금 먹는 경우에는 문제가 안되지만 트랜스 지방은 조금도 먹으면 안 되는 이물질인 것이다.

2. 산화 지방(산화 콜레스테롤)

열을 받은 지방은 공기 중 산소와 쉽게 반응하여 산화된다. 이런 산화 지방을 섭취하면 장점막에서부터 연쇄적인 자유기 산화 반응을 일으켜 몸 속에 손상을 준다. 이는 먹는 사람에게만 문제가 되지 않는다. 튀김 요리를 만드는 사람에게도 큰 문제를 일으킨다. 산화 지방이 유증기를 통해 호흡기로 들어가면 역시 몸에 많은 손상을 주게 된다.

제6장

지방과 건강
콜레스테롤편

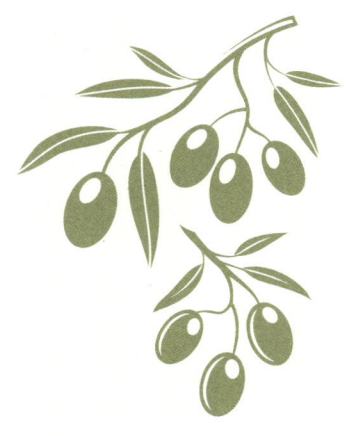

제6장
지방과 건강:
콜레스테롤 편

    이제부터는 지방 섭취와 관련된 건강 문제를 알아보기로 한다. 잘 알다시피 지방과 건강에 대해서는 여러 오해가 존재하고 있다. 그래서 이런 잘못된 정보를 바로 잡기 위해서라도 올바른 정보로 무장하는 것이 꼭 필요하다. 잘못된 정보가 횡행하는 이유에는 여러 가지가 있을 수 있다. 그 중 가장 큰 두 가지 이유를 들자면 무지와 탐욕이라고 할 수 있다. 첫 번째 무지는 생물학적 다양성에 대한 이해의 부족을 말하는 것이다. 세상에 모든 사람이 똑같지 않다는 엄연한 사실을 인정하지 않고 남들도 나와 똑 같아야 한다는 오만함이 이런 무지의 배경을 이루고 있다. 그래서 내가 지방을 잘 흡수하지 못해 싫어한다고 해서 남들도 그럴 것이고 그래야만 한다고 가정하는 것은 아주 잘못된 행태이다. 더구나 그런 자신의 특성을 남들에 대한 우월성으로 부각시키려고 하는 것 역시 매우 어리석은 무리수라 하지 않을 수 없다.

또 다른 이유는 정보 생산자의 탐욕이라 할 수 있다. 이는 자신의 이익을 위해 멀쩡한 것을 비난하는 정보를 만들어 내는 파렴치한 행위를 말한다. 대표적인 것이 바로 식물성 기름을 생산하는 사람들이 자신의 이익을 챙기기 위해 상대적으로 동물성 지방에 대한 혐오증을 불러일으키는 거짓 정보를 흘리는 행위 같은 것이다. 이는 과학이란 이름을 빌려 엄청난 사기 행위를 하는 것과 같다. 따라서 이런 가정과 의도 아래 만들어진 정보라면 그것은 거짓 정보이고 매우 위험한 정보라고 할 수 있다.

이 장에서는 콜레스테롤과 건강에 대해 알아보고자 한다. 이 점에 대해서는 본인의 다른 저서인 **"콜레스테롤과 포화지방에 대한 오해풀기"** 에서 못다한 이야기를 중심으로 그 핵심을 다시 집어보기로 한다.

몸은 콜레스테롤을 필요로 한다.

우리는 생명활동을 유지하기 위해 콜레스테롤을 반드시 필요로 한다. 그래서 콜레스테롤을 외부에서 섭취하지 못한다고 해도 몸 속에서 자체적으로 만들 수 있도록 설계되어 있다. 이는 콜레스테롤이 그만큼 중요한 물질이라는 점을 반증해 주는 증거라고 할 수 있다. 콜레스테롤은 세포막의 주요 성분으로서 세포의 구조와 투과성을 결정하는데 매우 중요한 역할을 한다. 또한 스테로이드 구조이기 때문에 각종 스테로이드 호르몬과 비타민 D 생산에도 사용되고 지방 소화에 필요한 담즙 생산을 위해서도 필요하다. 이처럼 몸에서 콜레스테롤을 필요로 하는 곳이 너무도 많기 때문에 오히려 부족하면 문제가 될 수 있을지언정 넘친다고 문제가 되지 않는다는 사실을 확실하게 먼저 이해하고 있어야 한다. 만약에 콜레스테롤이 넘친다고 하면 몸에서 자체적으로 생산하는 양을 줄이면 되기 때문에 걱정할 필요가 없다. 그런데도 지금까지 많은 사람들이 콜레스테롤이 많아서 문제가 되는 것으로 착각하고 있다. (참고_ 이점에 대해서는 다음에 나오는 '몸 속에서 콜레스테롤 레벨이 증가하는 상황'에서 좀 더 자세히 설명하기로 한다.)

　오히려 문제는 몸 속에 콜레스테롤이 부족하게 되는 상황이라 할 수 있다. 콜레스테롤이 부족하게 되면 세포막이 견고하지 못해져 물질들이 들고나는데 문제가 생기게 된다. 그래서 암, 기억력 저하, 파킨슨병, 호르몬 불균형, 뇌졸중, 우울증, 자살, 과격한 행동 등이 발생하게 된다. 이런 이유 때문에 콜레스테롤은 그것의 생산과 운반을 조절하는 자체 감지시스템을 가지고 있다. 그러나 제8장에서 언급할 중성지방은 불행하게도 이런 자가 감지시스템을 가지고 있지 못하다. 그래서 심혈관질환 및 다른 건강문제와 관련하여 중성지방이 콜레스테롤보다 더 큰 문제가 될 수 있음을 강력하게 시사하고 있다. 그런데도 지금까지 의사들은 콜레스테롤을 심혈관질환의 주요 원인인양 강조해왔다. 이로 인해 콜레스테롤과 관련하여 많은 어처구니 없는 오해가 발생하게 되었음을 우리는 부끄러워해야 한다.

콜레스테롤에 대한 오해의 산물

콜레스테롤에 대한 잘못된 오해로 말미암아 영양학자들은 콜레스테롤 섭취를 줄여야 한다고 말해 왔고 의사들은 혈중 콜레스테롤 레벨을 낮춰야 한다고 주장해 왔다. 그러나 이제 이런 주장들이 모두 근거가 없는 주장임이 확인되었다. 그러므로 더 이상 이런 주장에 현혹되지 말아야 한다.

1. 식이콜레스테롤 섭취를 줄여라?

앞서 말한 대로 우리 몸은 콜레스테롤을 필요로 한다. 그런데도 아직까지 많은 사람들이 어처구니 없는 두 가지 주장을 들으며 살고 있다. 그 중 하나가 콜레스테롤 과다를 막기 위해 식이 콜레스테롤 섭취를 줄여야 한다고 말하는 주장이다. 물론 콜레스테롤을 많이 섭취하면 일시적으로 콜레스테롤 레벨이 상승한다. 한 실험 조사에서도 이런 사실이 입증되었다. 그렇지만 그런 현상은 일시적인 것으로 곧 이어 몸에서 자체 생산량을 줄여서 콜레스테롤 레벨을 다시 정상화시킨다는 사실이 밝혀졌다. (**참고_** 피험자의 70%에서는 혈장 콜레스테롤 레벨이 약간만 증가하였고 30%에서는 이보다 많이 증가하여 개인적인 차이를 보였다. 그러나 이는 어디까지나 단기적인 실험에 대한 효과일 뿐 장기적인 결과는 아니다.)

그리고 이렇게 일시적으로 식후 혈중 콜레스테롤 레벨이 증가해도 그것이 심혈관질환의 위험을 증가시키는 것과는 무관하다는 사실이 확실하게 밝혀졌다. 그런데도 이런 일시적인 현상을 보고 마치 그런 현상이 장기적 또는 영구적으로 일어나는 것처럼 호도하여 콜레스테롤 섭취를 제한해야 한다고 주장했던 것이다. 그러나 2015년 마침내 많은 전문가들이 모여 콜레스테롤은 더 이상 식이 제한을 둘 필요가 없는 소중한 영양성분이라는 점을 인정하고 그 동안 잘못된 가이드라인을 수정하기에 이르렀다.(**참고_** 미국 식생활지침자문위원회의 권장 가이드라인)

이로써 식이 콜레스테롤 섭취가 혈중 콜레스테롤 증가에 미치는 영향이 중요하지 않다는 점이 공식으로 확인되어 이 문제에 관해서는 더 이상 논란의 여지가 사라졌다고 볼 수 있다. 즉, 식이 콜레스테롤 섭취가 심혈관질환의 위험을 증가시킬 수 있다는 주장은 더 이상 일고의 가치조차 없는 퇴물 이론이며 이제 우리는 콜레스테롤 섭취에 대해 더 이상 우려할 필요가 없다는 점이 확실하게 밝혀진 것이다.

2. 혈장 콜레스테롤 레벨을 낮춰라?

또 다른 어처구니 주장은 심혈관질환 위험을 막기 위해 혈중 콜레스테롤 레벨을 낮춰야 한다는 주장이다. 이를 위해 정기적으로 혈액검사를 통해 콜레스테롤 레벨을 측정하고 이것이 일정 기준 이상 증가되어 있으면 약을 사용해서라도 콜레스테롤 레벨을 떨어뜨려야 한다는 주장이다.

　이런 주장이 터무니 없는 것임을 반박하기 위해서는 우선 심혈관질환의 발생이 어떻게 일어나는지에 대해 살펴볼 필요가 있다. 위와 같은 주장을 하는 사람들의 주장에 따르면 심혈관질환이 콜레스테롤 레벨이 높아서 생긴다고 말하는 것과 같다. **그러나 오늘날 심혈관질환은 혈관벽에 염증이 생겨서 일어나는 염증성 질환의 한 형태라는 것이 분명하게 밝혀진 상태다.** 다시 말해 심혈관질환이 혈액 속에 콜레스테롤이 많아서 생기는 질환이 아니라 혈관벽의 염증으로 인해 생겨나는 질환이라는 것이다. 따라서 혈관벽에 염증을 일으키는 원인을 찾아 이를 제거하는 것이 가장 확실한 해결책이라 할 수 있다. 혈관벽에 염증을 일으키는 원인으로는 담배, 세균 감염, 혈압 증가, 당화노폐물, 다중불포화지방산과 그들의 산화된 지방, 트랜스 지방, 스트레스, 중금속 등이 알려져 있다. **여기서 콜레스테롤은 혈관벽의 염증 원인이 아니라 혈액을 통해 지나가다가 이 과정에서 참여하게 된 중간 개입 요소일 뿐이다.** 그것도 혈관벽의 염증을 치유하기 위해 도와주러 왔다가 플레이크 형성에 참여하게 된 입장인 것이다. 그런데도 콜레스테롤을 단지 현장에 있다는 이유만으로 문제를 일으킨 주범으로 오해하는 것은 잘못된 판단이고 실제 사정은 혈관벽의 염증을 도와주기 위해 선의로 달려온 조력자라는 사실을 분명하게 이해할 필요가 있다. (참고: 실제 콜레스테롤은 혈관염이 진행될 때 혈관의 파열을 막기 위해 반죽성 재료 역할을 하기 위해 도와주러 온 것이라는 견해가 우세하다.)

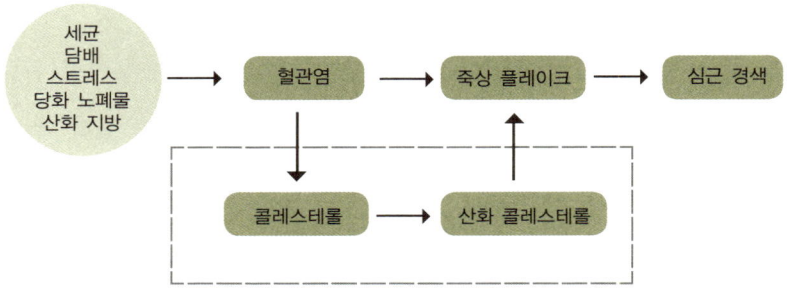

그림1 죽상동맥경화증 발생 기전. 심장병 발생의 몸통은 혈관염이고 콜레스테롤은 깃털(곁가지)에 불과하다. (점선 사각형 안)

사정이 이렇다는 것을 이해하였으면 콜레스테롤 레벨을 줄여야 한다고 말하는 것이 매우 잘못된 주장임을 단번에 알 수 있다. 이미 밝혀진 진짜 원인들(담배, 세균 감염, 혈압 증가, 당화노폐물, 다중불포화지방산과 그들의 산화된 지방, 트랜스 지방, 스트레스, 중금속 등)을 제거하려고 하지 않고 혈관염의 진행을 막기 위해 나중에 도와주러 온 콜레스테롤을 제거하려고 하는 것은 목표 과녁을 잘못 선정하고 화살을 쏘는 것과 같기 때문에 이 문제를 전혀 해결할 수 없는 구도인 것이다.

게다가 이렇게 잘못 설정된 목표를 달성하기 위해 정기적으로 혈액 검사를 통해 콜레스테롤 수치를 확인하고 이것이 일정 수준을 넘으면 심장 발작의 위험이 높아진다고 주장하며 이를 떨어뜨리는 약(일명 고지혈증 약)을 먹으라고 강권하고 있는 것은 잘못된 행위이다. 이 문제는 첫 단추가 잘못 꿰어진 까닭에 벌어지는 일이라 확실히 쓸데없는 낭비인데도 버젓이 정상적인 행위인 것처럼 인식되고 있다. 의사들은 이런 의료 행위가 우매한 대중들에게 심혈관질환에 대한 경각심을 높이고 사전 건강 관리의 중요성을 재고시켜 주기 때문에 필요하다고 항변한다. 다시 말해 그나마 콜레스테롤 수치 같은 것을 사용해서라도 일반 대중들에게 심장발작이나 뇌졸중의 위험성에 대해 알려주어야만 더 큰 불행을 막을 수 있다고 주장하고 있는 것이다. 물론 같은 의사로서 이런 고충을 이해 못하는 바 아니다.

그렇지만 심혈관질환을 예방하기 위해 콜레스테롤이란 허풍쟁이 지표를 사용한다고 하더라도 이를 진정으로 심혈관질환의 원인을 제거시키려는 노력의 일환으로 사용한다면 얼마든지 이해하고 문제 제기를 하지 않을 수 있다. 그러나 실제 의료 현장에서는 콜레스테롤 수치를 이용하여 불필요한 약물 처방의 근거로 활용하고 있어 부득이 문제 제기를 하지 않을 수 없는 것이다. 다시 한 번 말하지만 심혈관질환을 진정으로 예방하기 위해서는 그것의 근본 원인으로 알려진 혈관염을 예방하는 방법을 우선적으로 강조하고 이를 실천하도록 유도해야 한다. 그런데 이런 노력은 제쳐두고 콜레스테롤 레벨만 약물을 사용하여 떨어뜨리려고 하는 것은 내 생각으로 아무리 이해하려고 해도 도무지 수긍이 가지 않는다. 콜레스테롤 레벨을 떨어뜨리려고 하는 것이 어떻게 심혈관질환의 예방 대책이라 할 수 있는지 상기 언급한 내용을 기준으로 다시 살펴보고 또 살펴보아도 전혀 이해가 되지 않는다. 그리고 만약 콜레스테롤 레벨을 떨어뜨리는 것이 그래도 도움이 된다고 판단하였으면 부작용이 있는 약물을 사용하는 것보다는 자연적인 방법으로 이를 떨어뜨리는 방법이 얼마든지 있는데 이 점에 대해서는 전혀 모르쇠로 일관하고 있는 행태도 이해가 되지 않는다. 이상과 같은 이유들로 인해 나는 현행 주류의학에서 말하는 콜레스테롤 저하 지침이 확실히 잘못되었다고 생각한다.

(**참고_** 이런 문제점이 지적되자 의료계에서는 콜레스테롤 수치보다는 LDL 지단백 수치를 심혈관질환의 위험 예측 인자로 사용하고 있다. 그러나 여기에도 문제가 많이 있다. 이 점에 대해서는 다음에 나오는 콜레스테롤과 지단백 수치의 문제점에서 자세히 언급하기로 한다.)

혈중 콜레스테롤 증가의 의미

앞서 말했듯 혈중 콜레스테롤 레벨은 식이적 영향보다는 몸의 필요성에 의해 자율적으로 조절 되는 특징을 가지고 있다. 그래서 혈액 속 콜레스테롤 레벨이 높다고 하면 그것에는 그럴만한 원인이 있다고 생각해야 한다. 그리고 그 원인을 찾아 문제를 근본적으로 해결해 주는 것이 혈중 콜레스테롤 레벨을 정상화시킬 수 있는 가장 확실하고 올바른 방법이라 할 수 있다. 이런 점에서 나는 **'몸 속에서 콜레스테롤이 증가하는 상황'**을 다음과 같이 정리해 보았다.

- 몸 속에 염증이 있을 때
- 갑상선 기능이 저하되었을 때
- 폐경 이후 호르몬 생산이 저하되었을 때

- 인슐린 레벨이 증가되어 인슐린 저항성이 생겼을 때
- 간과 담낭의 기능이 저하되어 울혈, 적체가 있을 때
- 만성 스트레스가 있을 때

혈관염도 몸 속 염증이 있는 경우에 해당된다. 그래서 염증이 일어난 곳에 콜레스테롤 수요가 증가하여 LDL 지단백이 콜레스테롤을 전달해 주기 위해 그곳으로 많이 몰리게 되는 것이다. 다시 말해 LDL 지단백의 증가는 염증의 결과이지 원인은 아닌 것이다. 또한 갑상선 기능저하증이 있는 경우나 여성들의 폐경 이후에는 스테로이드 호르몬 생산이 저하됨으로써 혈중 콜레스테롤 레벨이 증가하게 된다. 인슐린은 몸 속에서 콜레스테롤을 만드는 효소인 HMG-CoA 환원효소의 활동을 자극하여 더 많은 콜레스테롤을 만들게 하고 상대적으로 식이 콜레스테롤의 흡수를 감소시키는 작용을 한다. 그러므로 인슐린이 증가하면 콜레스테롤 레벨이 증가하게 된다. 인슐린은 콜레스테롤 레벨뿐 아니라 나중에 설명할 중성지방 레벨에도 큰 영향을 미치는 중요한 대사 호르몬이다. 인슐린 저항성이 발생하게 되면 이를 극복하기 위해 몸 속 인슐린 레벨은 더욱 증가하게 되는데 그 결과 혈중 콜레스테롤 레벨도 따라서 증가하게 되는 것이다. 이와 반대로 우리가 식이요법을 통해 인슐린 분비를 줄이게 되면 체중 감량은 물론 혈청 콜레스테롤 레벨이 내려가고 상대적으로 소장에서 콜레스테롤 흡수가 증가하는 것을 목격할 수 있다. 이 밖에 간 기

능저하가 있을 때와 만성 스트레스가 있는 경우에도 콜레스테롤 레벨이 올라가게 된다. 따라서 혈중 콜레스테롤 레벨이 증가되어 있다고 무조건 심혈관질환을 먼저 생각하지 말고 위와 같은 다른 원인들이 선행 요인으로 관여하고 있는 것은 아닌지 면밀히 살펴 이들을 먼저 해결해 주어야 한다. 그래야만 이들의 후속으로 발생하게 되는 심혈관질환의 발생을 사전에 충분히 예방할 수 있게 된다.

이런 내용을 모르고 무조건 혈중 콜레스테롤 수치에만 의존하여 그 레벨을 낮추려고 하는 행위는 콜레스테롤 수치가 주는 의미를 제대로 파악하지 못한 채 하는 행동이기 때문에 문제 해결과는 점점 거리가 멀어질 수 밖에 없는 엉뚱한 행동이라 하지 않을 수 없다. 더구나 콜레스테롤 레벨을 약물로 떨어뜨리려 하는 것은 그 약물들이 아무런 부작용도 없는 약물이라면 모르겠지만 대부분은 상당히 많은 부작용을 일으킬 수 있는 위험한 약물들이라서 결코 함부로 권할 수 있는 일이 아니라고 생각한다.

이상에서 살펴본 것처럼 우리는 지금까지 잘못된 '콜레스테롤-심장병' 가설에 세뇌 당해 무조건 콜레스테롤을 먹지도 말고 몸 안에서도 그 레벨을 낮춰야만 한다는 황당한 소리를 들어왔다. 그런 주장을 하는 사람들의 말 속에는 마치 콜레스테롤 레벨을 떨어뜨리기만 하면 모든 심혈관질환의 발생 과정을 차단시킬 수 있다는 뉘앙스가 강하게 담겨 있다. 그렇지만 이 가설은 분명 잘못된 추론이었음이 확실하게 드러났다. 따라서 이제부터는 혈중 콜레스테롤 레벨이 증가한 의미를 심혈관질환의 발생에만 국한 시키지 말고 심혈관질환의 발생에 앞서 선행하는 몸 속 환경의 변화를 시사하는 간접적인 지표로 받아들이는 자세를 가져야 한다. 그래서 콜레스테롤 수치가 특정 질환과의 특별한 관계성을 나타내주는 특수성 인자가 아니라 **'몸 속 전체 환경의 변화를 대변하는 보편성 인자'**라고 이해하는 것이 옳다는 것이 내 생각이다.

다시 말해 혈중 콜레스테롤 레벨이 증가된 상태라면 몸 속 환경과 대사 기능이 전반적으로 느려지고 원활하지 못하며 몸에 수리할 곳이 많이 존재한다는 의미로 이것을 받아들여야 한다는 뜻이다. 그리고 어느 식품이나 약이 콜레스테롤 또는 LDL 지단백 레벨을 떨어뜨려준다고 하는 말의 의미는 그만큼 그것들이 몸 속 환경을 개선시켜주는데 기여한다는 의미로 받아들여야 한다. 절대 특정 질환이나 상황의 발생 원인을 없애준다는 의미가 아니라는 점을 분명하게 구분해서 알고 있어야 한다. 특히 혈중 콜레스테롤 레벨을 낮추는 것이 특정 질환이나 상황을 치료하는 방법이 절대 아니라는 점을 잘 알고 있어야 한다. 그런데도 이런 차이를 무시하고 콜레스테롤 레벨을 떨어뜨리는 것이 마치 특정 질환을 해결하는 방법인양 확대 해석하였기 때문에 큰 혼란을 일으키고 많은 오해를 불러왔던 것이다.

이처럼 인체 생리가 복잡하기 때문에 이를 잘 요약하여 그 의미를 대중들에게 전달하는 것이 결코 쉽지 않다. 대중들은 복잡한 것을 싫어하고 간단한 것을 선호하기 때문에 그 모든 의미를 포괄적으로 함축하여 간단한 말로 전달해 주길 원하고 있다. 이런 의미에서 나는 새로운 건강 양생 지수를 개발할 필요가 있다고 생각한다.

(참고_ 미국심장협회와 미국심장병협회는 공동으로 LDL콜레스테롤 레벨을 낮추라는 지침을 만들면서 이를 위해 적극적으로 약물 사용을 권장하고 있다. 그런데 이 기준에 의하면 대부분의 사람들이 콜레스테롤 저하 약물을 먹어야 할 판이다. 나는 이 기준을 차라리 심장병 예방 지침이 아닌 '몸속 환경지수'로 확대시켜 각종 질병을 예방하는 식생활 개선 목적으로 사용해 볼 것을 제안해 본다.)

참고

'몸속 환경 지수'(일명 양생 지수) 개발의 필요성

의료계에서는 갑작스레 발생하는 심장발작, 뇌졸중 같은 심혈관질환을 사전에 예방할 수 있도록 그 위험 예측 인자를 찾아내길 간절히 원하고 있다. 그래서 맨 처음에 나온 것이 혈중 콜레스테롤 수치였다. 그러나 이것이 심혈관질환과 상관성이 매우 낮다는 사실이 밝혀지자 이제는 그 중에서 LDL 지단백 수치를 이런 목적으로 사용하고 있다. 그러나 이것도 역시 상관성이 부족하다는 주장이 계속 나오고 있다. 그래서 LDL 지단백의 아형, Lp(a), 아포 단백 등 다른 정밀한 지단백 지표를 사용하거나 또는 지단백이 아닌 다른 지표(예:산화 지단백 수치, myeloperoxidase 수치, CRP 수치 등)를 사용해야 한다고 주장하는 사람들이 나오고 있다. 이 점에 대해서는 본인의 저서인 "콜레스테롤과 포화지방에 대한 오해풀기" 란 책에 좀 더 자세히 적혀 있다.

다만 여기서 강조하고 싶은 점은 심장발작이나 뇌졸중이 하루 아침에 갑자기 발생하는 질환이 아니라는 사실이다. 이들은 오랜 시간을 두고 서서히 진행하여 생기는 질환이다. 따라서 심장발작이나 뇌졸중 같은 사건이 발생하기 이전에 분명 몸에 여러 형태의 경고 신호가 울렸을 것이다. 그런데도 이를 무시하고 방치하고 있다가 그와 같은 위험한 상태를 맞이하게 된 것이란 점을 꼭 언급하고 싶다.

이런 측면에서 의료계가 이런 경고 신호를 객관적인 지표로 개발하고 싶어하는 이유를 충분히 이해할 수 있다. 그렇지만 앞서 말했듯이 혈관염의 원인들과 콜레스테롤 레벨의 상승 등은 모두 몸 속 환경 변화의 원인이자 결과인 만큼 몸속 환경 변화의 지수를 찾아내는 것이 가장 정확한 접근 방법이라고 생각한다.

그러나 안타깝게도 의료계는 이런 몸속 환경 지수가 이득이 안 된다고 생각하여 이를 무시하고 있다. 의료계는 검사실에서 검사를 통해 얻을 수 있는 지표를 선호하고 게다가 이를 약으로 다스릴 수 있는 지표를 좋아한다. 이런 이유로 현행 의료계는 문제가 많은 LDL 지단백 지표를 끝까지 포기하지 않으려 하고 있다.

그렇지만 내 생각은 다르다. 심혈관질환의 발생이 원인과 결과가 일대일 관계가 아닌 만큼 여기에 관여하는 여러 요인들을 모두 고려해야 하고 그러다 보면 그 자체가 바로 "몸속 환경 지수"가 된다고 생각한다. 그래서 자꾸 특정한 세부 항목을 개발하려고 하지 말고 몸 속 환경 전체를 파악하는 폭 넓은 지수를 개발하는 것이 맞는다고 생각한다. 왜냐하면 심장발작이나 뇌졸중은 그 발생 이전에 몸 속 환경이 나빠지는 선행 단계를 분명히 거쳐서 온 질환이기 때문이다.

따라서 나는 기존에 측정할 수 있는 지표들을 모아서 몸속 환경 상태를 나타내 주는 지수 개발을 할 필요가 있다고 강력하게 주장한다. 이를 통해 많은 국민들에게 건강에 대한 사전 주의경보를 개인별로 내려줌으로써 심혈관질환을 포함하여 당뇨, 암, 치매 등 여러 만성질환의 예방과 치료에 획기적인 도움을 줄 수 있을 것이라 생각한다.

현재 나는 다음과 같은 항목들을 사용하여 그 사람의 '몸속 환경 지수'(일명 양생 지수)를 추정하고 있다.

1.공복 인슐린 레벨: 정상은 5 이하. 그러나 3 이하로 내려갈수록 더 바람직하다. 이 수치를 낮추기 위해서는 식이 당분 섭취를 줄여야 한다.

2.공복 혈당 레벨: 공복 혈당이 100을 넘어가는 사람은 80이하인 사람

에 비해 심혈관질환의 위험이 3배 증가한다.

3. 중성지방/HDL 비율: 이 비율이 낮을수록 좋다. 2가 넘어가면 식사 조절을 철저하게 해야 한다.

4. 철 레벨: 철은 산화 스트레스를 일으키는 잠재 요인이다. 따라서 과도한 철이 존재하면 혈관벽에 산화적 손상을 일으켜 심혈관질환을 유발시킬 수 있다. 페리틴 레벨이 80ng/ml 을 넘지 않도록 해야 한다. 철 레벨을 낮추는 가장 간단한 방법은 헌혈을 하거나 정맥에서 피를 뽑아 버리는 것이다. 그러면 과잉의 철을 몸 밖으로 배출시킬 수 있다.

5. 허리둘레: 복부 내장 지방이 증가되어 있으면 심혈관질환의 위험이 높아진다. 이를 측정하는 가장 간단한 방법이 바로 복부 허리둘레를 측정하는 것이다.

6. 체중과 BMI: 정상 범위에서 벗어날수록 위험도가 증가한다.

콜레스테롤과 지단백 수치의 문제점

우선 잘못된 용어 사용부터 지적하고 넘어가기로 하자. 우리가 흔히 말하는 HDL과 LDL을 좋은 콜레스테롤, 나쁜 콜레스테롤이라고 말하는데 이들은 실제 콜레스테롤이 아니다. 이들은 콜레스테롤을 운반하는 지단백이다. 그러므로 HDL과 LDL을 지단백이라고 해야지 콜레스테롤이라고 하면 안된다. 그리고 HDL에 들어있는 콜레스테롤과 LDL에 들어있는 콜레스테롤이 다른 것이 아니라 똑 같기 때문에 좋은 콜레스테롤, 나쁜 콜레스테롤이란 말은 틀린 것이다. 꼭 그런 수식어를 사용하고 싶으면 **"좋은 지단백(HDL)", "나쁜 지단백(LDL)"** 이라고 해야 맞다.

처음에 과학자들은 총콜레스테롤을 측정했다. LDL과 HDL 속에 들어 있는 콜레스테롤을 모두 포함하고 VLDL 속에 들어 있는 것까지 포함해서 말이다. 그런데 이 총콜레스테롤 수치는 심장병 발생 위험과 아무런 상관성이 없음이 밝혀졌다. 그 이유 중 하나는 당연히 그 속에 좋다고 생각하던 HDL까지 포함하고 있었기 때문이다. 심장병과 관련이 있는 것은 LDL이기 때문에 이런 오류는 당연한 결과라고 할 수 있다. 그럼 LDL 수치는 정말 심장병과 관련이 있는가? 이 점에 대해서는 조금 있다가 알아보기로 하고 앞서 말한 대로 왜 일부 의사들이 지단백을 자꾸 콜레스테롤과 동일시하는 표현을 사용하는지 그 이유를 살펴보자.(예: HDL콜레스테롤, LDL콜레스테롤처럼 말이다.)

의사들이 지단백과 콜레스테롤을 구분할 줄 모르기 때문에 그런 것일까? 나는 그렇지 않다고 생각한다. **나는 지단백을 콜레스테롤이라고 표현하는 이유가 사람들로 하여금 헷갈리게 만들어서 콜레스테롤 생산을 떨어뜨리는 약**(일명 고지혈증 약)**을 사용하는 것의 정당성을 확보하기 위한 의도에서 나온 행동이라고 생각한다.** 엄밀히 말해 대부분의 고지혈증 약들은 콜레스테롤 생산을 억제시키는 약이지 지단백의 생산을 억제시키는 약은 아니다. 물론 콜레스테롤 생산을 억제시키면 혈중 지단백은 이차적으로 감소할 수 밖에 없다. 그러나 이것은 자유를 억압하여 질서를 유지하는 것과 같은 방식이라 비효율적이고 목표설정이 잘못된 방법이다. 몸에 필요한 콜레스테롤의 생산을 강제로 억제시키는 방법을 통해 LDL 지단백의 수치를 낮추는 방법은 몸에 엄청난 손상을 초래할 수 밖에 없다. 그래도 심혈관질환만 예방하면 된다고 주장하는 사람이 있다면 이는 자유를 억압해서라도 질서만 잡으면 된다고 말하는 독재자와 똑 같은 생각을 하고 있는 것이다. (참고_ 콜레스테롤 생산을 억제시키는 약물의 부작용에 대해서는 본인의 다른 저서인 "콜레스테롤과 포화지방에 대한 오해풀기"에 자세히 나와 있다.)

이처럼 수치만 관리하는 것이 얼마나 잘못된 생각인지 다시 콜레스테롤 이야기로 돌아가 보자. 1980년대 내가 의과대학을 다니고 수련을 할 때만해도 총콜레스테롤 수치의 정상 범위는 240mg/dL 이하였다. 그런데 현행 의료계에서는 바람직한 총콜레스테롤 레벨을 200mg/dL 이하로 낮춰 잡고 있다. 그러나 이렇게 엄격하게 콜레스테롤 수치를 더 낮춰서 관리하였음에도 불구하고 심혈관질환자의 수는 과거보다 더 많아졌다. 여러분은 이런 현상이 왜 일어났다고 보는가?

자꾸 반복해서 말하지만 이는 근본적으로 심혈관질환의 발생과 혈중 콜레스테롤 레벨 사이에 상관성이 존재하지 않기 때문에 그렇다. 그런데도 왜 의사들은 정상 참고범위의 기준을 240에서 200으로 더 낮춰놓았을까? 내 생각으로는 의사들이 콜레스테롤 레벨을 떨어뜨리기 위한 약물을 사용할 더 확실하고 폭 넓은 기준을 마련하기 위해서 그런 것이 아니었나 생각된다. 그래서 기준 범위를 더 낮게 잡음으로써 혈중 총콜레스테롤 레벨이 200-240 사이인 사람들에게도 약을 처방할 근거를 확보하고자 했던 것이 아니었나 추측해 볼 수 있다.

이처럼 건강을 수치로만 관리하겠다는 생각이 얼마나 위험한 것인지 이런 예를 통해 확실하게 깨달았을 것이라 생각한다. 그런데도 많은 사람들이 객관적인 수치에 많은 의미를 두고 있다. 이를 마치 근거 중심의 의학이라는 말로 미화시켜 표현하고 있지만 그 이면에는 불필요한 검사와 쓸데없는 약물의 사용을 전제로 하고 있어서 표리부동의 씁쓸함을 느낄 수 있다. 그래서 나는 총콜레스테롤 수치에 더 이상 심혈관질환과 관련된 의미를 두지 않는다. 대신에 앞서 말했듯이 총콜레스테롤 수치를 보고 그 사람의 몸 속 환경 상태를 파악하는데 중점을 두고 있다. 다시 말해 콜레스테롤 레벨이 증가한 사람이 있을 경우 이것이 증가하게 된 여러 이유를 살펴보고 보다 근본적인 단계에서 이 문제를 해결하고자 노력하는 것이다. 그러다 보니 콜레스테롤 수치를 떨어뜨리는 약을 쓸 이유가 전혀 없다. 왜냐하면 몸 속 환경을 개선하는데 콜레스테롤 레벨을 떨어뜨리는 약을 쓸 이유가 전혀 없기 때문이다.

 게다가 몸 속에서 콜레스테롤이 부족하면 도리어 문제가 될 수 있다고 말했던 점을 기억해 보길 바란다. 콜레스테롤 레벨이 너무 낮으면 암, 기억력 저하, 파킨슨병, 호르몬 불균형, 뇌졸중, 우울증, 자살, 과격한 행동 등의 발생과 깊은 관련이 있다는 점은 이미 잘 알려져 있는 사실이다. 그러므로 이런 사정을 모르고 함부로 콜레스테롤 레벨을 떨어뜨리는 약을 사용하는 것은 문제의 근본적인 원인을 방치한 채 표면적인 수치에만 집착하는 얄팍한 태도라서 '눈가리고 아웅하는 식'의 임시방편 격의 접근이라고 비난하지 않을 수 없다.

다시 한번 말하지만 콜레스테롤 수치는 더 이상 심혈관질환과 관련되어 있지 않다. 그러므로 이 수치 자체에 집착하지 말고 이런 상황을 만들게 된 그 사람의 상태와 몸 속 환경을 볼 줄 아는 더 큰 시야를 가져야 한다. 콜레스테롤 수치는 몸 속 환경 변화의 결과이고 증상일 뿐이지 결코 문제를 일으킨 원인이 아니라는 점을 명심해 주길 바란다. 따라서 이런 내막을 모르고 모든 사람에게 무조건 획일적인 기준을 제시하는 것은 잘못이고 더구나 그 기준을 약을 사용하려는 의도로 이용하는 것은 정말로 나쁜 행동이라고 생각한다.

  이처럼 총콜레스테롤이 아무런 의미를 갖지 못하자 현재 주류의학의 심장 전문의사들은 총콜레스테롤이 아니라 LDL콜레스테롤 수치가 중요한 의미를 갖는다고 계속 주장하고 있다. 여기서도 다시 수치 관리의 문제점이 그대로 남아 있다. 그리고 앞서 말한 대로 지단백과 콜레스테롤이란 단어를 혼용하여 사용함으로써 일반인들에게 끝까지 콜레스테롤에 대한 잘못된 개념을 심어주고 불필요한 약물 복용을 정당화시키고 있다.

  심혈관질환과 상관성이 있다고 생각되는 것이 LDL 지단백이라고 한다면 지단백만 강조해야지 이를 콜레스테롤과 연계시킬 필요는 없다. 그런데도 많은 의료 정보를 보면 아직도 LDL콜레스테롤이란 단어를 많이 사용하고 있다. 그래서 심혈관질환에서 콜레스테롤 문제를 끝까지 관련시키려는 의도가 존재하고 있다. 이는 콜레스테롤과 심혈관질환 문제가 더 이상 아무 관련도 없는 별개의 문제라는 사실이 분명하게 밝혀졌는데도 그렇게 하고 있는 것이다. 물론 여기에는 과거에 총콜레스테롤 수치를 강조했던 전문가로서 갑자기 말을 바꾸어야 할 상황이 되자 쑥스러움을 조금이라도 희석시켜 넘어가보고자 하는 인간적 변명이나 의도도 일부 깔려 있을 것이라고 추정되기 때문에 그런 태도를 이해 못하는 바 아니다. 그렇지만 이것은 아주 적은 일부이고 사실은 LDL-콜레스테롤이란 개념을 계속 사용함으로써 현재의 기득권을 그대로 유지해 나가겠다는 더 큰 의도가 숨어 있고 생각된다. LDL을 LDL 지단백이라고 하는 것보다 LDL콜레스테롤이라고 동체화시켜 콜레스테롤을 저하시키는 약물을 계속해서 처방하는 것이 정당하다는 점을 은연 중에 강조하고자 하는 것이다. 잘 알다시피 LDL 지단백을 떨어뜨리는 약물은 없다. 그렇지만 그 속에 실려있는 콜레스테롤 생산을 떨어뜨리는 약은 있기 때문에 이 두 가지가 같은 것이라는 점을 강조하기 위해 LDL콜레스테롤이란 단어를 사용하고 있다고 생각한다.

아무튼 혈관벽에 염증을 일으키는 것과 관련된 수치는 엄밀히 말해 LDL 지단백 수치이지 콜레스테롤 수치가 아니란 점을 분명하게 알아두었으면 한다.(**참고**_ 단, LDL 지단백이 산화되면서 그 속에 들어있는 콜레스테롤이 노출되어 자유기 공격으로 산화되면 산화 콜레스테롤이 되는데 이것은 혈관벽의 염증에 기여하는 요인이 될 수 있다. 그러므로 수치 상 문제를 삼으려면 그냥 콜레스테롤 수치가 아니라 산화 지단백과 산화 콜레스테롤 수치를 문제로 삼아야 한다.)

그럼 의사들 말대로 LDL 지단백 수치가 정말 심혈관질환과 밀접한 관련이 있는지 알아보자. 의사들은 이제 총콜레스테롤 수치가 아니라 LDL 지단백 수치를 낮추라고 강조하고 있다. 그러나 여기에도 문제가 있음이 드러났다. LDL 지단백은 동일한 지단백으로 구성되어 있는 것이 아니라 분자량이 다른 여러 입자들이 모여 있다는 사실이 확인되었다. 마치 황인종에도 한국 사람, 중국 사람, 일본 사람 등이 있는 것처럼 말이다. 그래서 가장 대표적인 두 가지 아형(subtype)으로 구분해 볼 수 있다. 아형 A는 입자가 크고 가벼워 부력을 받는 모양이다. 그래서 혈관벽에 상처가 났다고 해도 그 곳을 통해 침투해 들어가 플레이크를 만드는데 참여하기가 어렵다. 반면 아형 B는 입자가 작고 지단백의 밀도가 높아서 단단한 모양을 이루고 있다. 그래서 훨씬 산화되기 쉽고 혈관벽에 상처가 났을 때 그 사이로 파고 들어가기도 용이하다. 다시 말해 죽상동맥 플레이크를 형성하는데 기여하기 쉬운 형태인 것이다. LDL 구성 시 이들 입자 중에 어느 쪽이 더 우세하냐에 따라 LDL 지단백의 패턴이 달라진다. 아형 A가 우세하면 패턴 A, 아형 B가 우세하면 패턴 B가 된다.

그러므로 전체 LDL 지단백 수치가 중요한 것이 아니라 어떤 아형의 LDL 입자가 우세하게 존재하느냐가 심혈관질환의 발생에 더 크게 관련되어 있다고 말할 수 있다. 만약 아형 A가 우세한 패턴에서는 LDL 지단백 수치가 높다고 해도 실제 심혈관질환의 발생과는 별 상관이 없다. 반면 아형 B가 우세한 패턴에서는 LDL 지단백 수치가 낮아도 실제 심혈관질환의 발생과 훨씬 더 높은 상관성을 갖게 된다. 그래서 전체 LDL 지단백 수치가 심혈관질환의 위험성을 정확하게 반영하지 못했던 이유를 이런 사실에서도 찾아 볼 수 있다.

문제는 이런 LDL 지단백의 입자 패턴이 식이 콜레스테롤 레벨의 영향을 받는 것이 아니라 오히려 중성지방의 영향을 받는다는데 있다. 즉, 간에서 중성지방 생산이 증가하면 VLDL 지단백이 증가하고 이것이 다시 LDL 지단백의 입자 패턴에 영향을 주어 동맥 플레이크를 만드는데 기여하는 아형 B의 입자수를 증가시키고 HDL 지단백에도 영향을 주어 HDL 지단백 속의 아포단백 A(Apo A)를 떨어져 나가게 만들어 HDL 지단백의 입자수가 줄어들게 만드는 영향을 끼친다는 사실이다. 이런 사정을 잘 알고 있으면서도 LDL 지단백 레벨을 떨어뜨리기 위해 콜레스테롤 생산을 억제시키는 약물을 사용하라고 말하는 것은 잘못된 일이고 게다가 중성지방 레벨을 떨어뜨리기 위해서도 여전히 콜레스테롤 생산을 억제시키는 같은 약을 쓰라고 말하는 것도 잘못된 처방이다.

게다가 흥미로운 점은 포화지방 섭취가 LDL 패턴을 작고 밀도가 높은 아형 B의 입자수를 줄여주고 크고 가벼운 아형 A의 입자수를 증가시켜준다는 사실이다. 그래서 LDL 입자를 형태가 큰 것이 우세하도록 만들어주기 때문에 심혈관질환의 위험으로부터 멀어지게 한다는 것이다. 그래서 포화지방 섭취가 LDL 지단백의 전체 레벨을 약간 상승시키지만 그 패턴을 심장병 위험을 줄여주는 패턴(패턴 A)으로 바꿔주기 때문에 실제로 심혈관질환의 위험을 증가시키는 것이 아니라는 결론이다. 이렇게 본다면 콜레스테롤과 더불어 포화지방에 대한 오해도 여기서 함께 풀리게 되었다고 말할 수 있다. 또 최근에는 LDL 지단백 속의 콜레스테롤 양이나 LDL 지단백의 농도보다 LDL 지단백의 입자수(LDL-P)가 더 중요하다는 주장도 나왔다. 이는 실제 혈관벽의 플레이크 발생에 기여하는 것이 작고 밀도가 높은 아형 B의 LDL 입자들이기 때문에 이들의 수가 동맥경화증 발생에 기여하는 가장 큰 요인이라는 주장과도 일맥상통하는 말이라 심혈관질환의 발생이 콜레스테롤보다는 지단백과 관련이 있다고 보는 견해를 강력하게 뒷받침해 준다고 볼 수 있다.

약으로 콜레스테롤 레벨 낮추는 것의 문제점

의사들은 약으로 콜레스테롤 레벨을 낮추려고 한다. 나도 콜레스테롤 레벨이 높으면 그만큼 몸 속 환경과 대사 흐름이 좋지 않기 때문에 낮출 수 있으면 적절한 레벨로 낮춰 놓는 것이 좋다고 생각한다. 문제는 이를 약으로 낮추려고 하는 태도에 있다. 만약 이 목적을 위해 사용하는 약물이 아무런 부작용이 없는 물질이라고 하면 그렇게 하는 것도 나쁘지 않다고 생각한다. **그렇지만 콜레스테롤 레벨을 낮추는 약(일명 고지혈증 약)은 많은 부작용을 일으키는 약물이다.** 그러므로 이런 약물을 사용하면서까지 콜레스테롤 레벨을 낮추는 것은 득

보다 실이 많은 행위라고 단언할 수 있다. (참고: 본인의 다른 저서인 "콜레스테롤과 포화지방에 대한 오해풀기"에 자세한 내용이 나와 있다.)

그리고 앞서 말한 대로 콜레스테롤 수치를 낮추는 것은 어디까지나 증상 치료에 불과하다는 점을 알아야 한다. 따라서 근본적인 원인 치료를 하지 않는다고 하면 평생 약을 복용해도 소용이 없다는 결론이 나온다. 그럼 증상만 없애기 위해 부작용이 있는 약을 평생 복용하는 것이 과연 올바른 일인지 여러분에게 묻고 싶다.

(참고_ 유전적으로 고콜레스테롤 혈증이란 희귀질환을 가진 사람이 있는데 이런 사람은 약 1만명 중에 한 명 꼴로 있다. 이런 사람은 식사 조절과 운동만으로는 해결이 안 된다. 그래서 이런 사람에게는 약이 필요하다. 내 생각으로는 총콜레스테롤 레벨이 330mg/dL을 넘어가는 경우에만 약물 사용을 고려해 볼 필요가 있다고 생각한다.)

자연적으로 콜레스테롤 레벨을 낮추는 법

이런 유전적 질환을 가지고 있는 사람을 제외하고 나머지 99%의 사람들은 약을 사용하지 않고 혈중 콜레스테롤 레벨을 조절할 수 있다.

약을 사용하지 않고 콜레스테롤 레벨을 자연적으로 낮추기 위해서는 앞서 말한 대로 콜레스테롤 레벨을 증가시키는 몸 속 환경들을 바로잡아주는 일을 해야만 한다. 우선 인슐린 저항성을 바로잡아주고 갑상선 기능과 간 기능을 회복시켜 주는 작업을 해야 한다. 이것만으로 안될 경우에는 스트레스 해소와 몸 속에 만성 숨은 염증 등을 찾아 이를 해결해 주어야 한다. 그러므로 언뜻 보기에 이것이 매우 복잡해 보일 수 있다. 그러나 이런 호르몬과 대사불균형 문제들은 **"몸속 대청소"**란 프로그램을 통해 한꺼번에 말끔하게 해결할 수 있다. **"몸속 대청소"**는 몸 속 환경을 바로 잡아 대사 및 호르몬 셋팅을 다시 재설정하는 프로그램이라서 이 과정을 거치고 나면 모든 설정이 원래의 균형 잡힌 위치로 되돌아 가게 된다. 그러므로 문제 해결이 아주 간단해진다.

"몸속 대청소"는 본인의 자발적인 참여가 무엇보다 중요하다. 따라서 결국 다음과 같은 식생활습관의 개선을 통해 원하는 목표에 도달하게 된다.

- 금연하고, 과도한 음주를 삼간다.
- 곡물과 설탕, 당류 식품들을 먹지 않는다.
- 정제 식용유, 경화유, 트랜스 지방을 먹지 않는다.
- 생식품 비율을 늘린다.(채소, 과일 섭취)
- 건강한 지방을 섭취한다.(버터, 코코넛유, 올리브유 등)
- 동물성 오메가 3지방산(예: 연어, 대구간유, 크릴유 등)을 섭취한다.
- 식물성 오메가 3 지방산(예: 아마씨, 치아씨, 대마씨 등)을 섭취한다.
- 글루텐이 없는 곡물(현미, 메밀, 수수, 퀴노아)을 1컵 이하로 섭취한다. −식이섬유 때문
- 콩류 식품(렌틸콩, 빈콩)을 먹는다. −식이섬유 때문
- 견과류와 씨앗류를 적당량 먹는다.
- 발효식품을 섭취한다.

- 양질의 육류를 적당히 먹는다.
- 햇빛을 쬔다. (vitamin D sulfate)
- 잠을 충분히 깊게 잔다.
- 규칙적으로 운동을 한다.(가능한 '고강도 폭발적 운동'을 한다)

이상을 모두 한꺼번에 다 실천하라는 의미가 아니다. 우선 자신에게 맞는 것만을 골라서 실천하고 맞지 않는 것은 빼놓고 나중에 천천히 실천해도 된다. (참고_ 밑줄 근 부분은 주로 탄수화물형 대사체질을 가진 사람에게 해당된다.)

또는 제9장에 나오는 고지방 식단을 실천해 보는 것도 좋은 방법이다.

보충제 사용

콜레스테롤 레벨을 낮추기 위해 몇 가지 보충제를 복용하길 원한다면 다음과 같은 것들이 도움이 될 수 있다.

우선 홍국 추출물(Red rice yeast extract)은 스타틴과 동일한 성분을 가지고 있어 부작용 없이 사용할 수 있는 천연 식품 보충제다. 식사와 더불어 하루 두 번 약 600-1,200 mg 정도 복용한다.

다음은 오메가 3 지방산이다. 매일 섭취하는 것이 좋다. 오메가 3 지방산은 작고 진한 LDL 입자(아형 B)를 더 크고 부유성 있는 LDL 입자(아형 A)로 바꿔주는 작용을 도와준다. 그러면 입자가 더 잘 분해된다. 이미 항혈전제를 복용중인 사람은 의사와 상의하길 바란다. 보통 하루

1-3g 정도를 먹는다. 액체 상태의 것이 캡슐 형태의 것보다 더 좋다.

나이아신(B3)은 HDL을 증가시키고 LDL과 Lp(a)를 저하시킨다. Lp(a)는 또 다른 종류의 지단백으로 이것이 증가되어 있으면 혈관염 발생 위험이 증가한다. 나이아신 복용 시 주의할 점은 이것으로 유도되는 혈관 확장 때문에 얼굴이 붉어지고 따끔거리는 일이 일어날 수 있다는 점이다. 이런 불편을 줄이기 위해서는 음식과 같이 복용하거나 또는 소량의 아스피린과 같이 복용하면 된다. 내 생각으로는 이를 위해 아스피린까지 복용할 필요는 없다고 생각한다. 오히려 식사와 함께 복용하는 것이 안전하고 좋은 방법이라 생각한다. 그리고 너무 많은 나이아신을 먹으면 간에 부담을 주고 독성 반응을 일으킬 수 있다는 점도 함께 기억해두길 바란다.

L-carnitine은 Lp(a)를 조절하는데 도움을 준다. 또 지방을 연소시키는데도 유리하다. 하루 두 번 1g 정도 복용한다.

제7장

지방과 건강
포화지방편

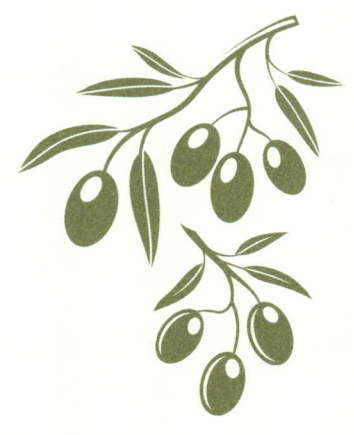

제7장

지방과 건강:
포화지방 편

포화지방에 대한 잘못된 편견의 배경

많은 사람들이 포화지방에 대해 잘못된 생각을 가지고 있다. 나는 이런 편견이 생긴 이유로 다음과 같은 두 가지 요인을 생각해 본다. 첫째는 개인간 생물학적 대사 차이로 인해 지방 섭취를 싫어하는 사람들이 강한 지방 혐오감을 보이기 때문에 그렇다고 생각한다. 이들은 지방보다는 탄수화물을 선호하는 대사체질을 가지고 있는 사람들이라서 포화지방 특히 동물성 포화지방에 대해 본질적으로 거부감을 나타내는 경우가 많다. 그러나 이런 사람도 적당량의 포화지방은 필요하기 때문에 너무 지나치게 편식을 하면 건강을 해칠 수 있다는 점을 인식시켜 주고 싶다. 이런 대사체질에 관해서는 나중에 다른 책에서 설명하기로 약속한다.

다른 요인은 이른바 **'콜레스테롤–심장병 가설'** 때문에 오해가 생겨서 그렇다고 생각한다. 이 가설은 앞서 언급한대로 콜레스테롤 섭취가 심장병을 일으킨다는 주장인데 오늘날 아무런 근거도 없는 황당한 주장이라는 것이 백일하에 드러났다. 그럼 포화지방은 콜레스테롤과 도대체 무슨 관계인데 콜레스테롤 때문에 포화지방이 함께 매도 당해 왔는가? 그 이유는 아주 간단하다. 콜레스테롤이 동물성 포화지방 속에 함께 존재하기 때문에 그렇다. 그래서 동물성 포화지방을 많이 섭취하면 콜레스테롤 섭취도 늘고 그로 인해 심장병에 걸릴 위험도 증가하니까 포화지방 섭취를 줄여야 한다는 주장인 것이다.

이 주장이 잘못됐음을 반박하기 전에 그럼 코코넛, 야자열매, 카카오와 같이 콜레스테롤이 없는 식물성 포화지방 섭취도 심장병 발생 위험을 증가시키는가? 물론 아니다. 그러므로 모든 포화지방이 문제가 되는 것은 아니고 동물성 포화지방 섭취가 논쟁의 대상이라고 생각한다. 다시 말해 육류, 유제품, 달걀, 버터, 돼지 기름, 우지 등의 섭취가 문제가 된다고 할 수 있다. 그럼 과연 이들의 섭취가 심장병 발생을 증가시키고 비만, 당뇨, 암 등과 같이 우리 인간의 건강에 나쁜 영향을 끼치는지 알아보자.

그 전에 생각해 볼 점으로 우리 인류는 수십 만년 동안 육식을 해오던 종이다. 당연히 그와 동시에 동물성 포화지방도 많이 섭취해 왔던 종이다. 그러므로 만약 동물성 포화지방 섭취가 건강에 해를 준다고 하면 우리 조상들은 모두 건강이 약해서 일찍 죽고 종이 멸종 당했을 것이 틀림없다. 그리고 살기 위해 당연히 동물성 포화지방을 먹지 않고 다른 것을 먹어왔을 것이다. 따라서 동물성 포화지방을 먹으면 건강에 나쁘다고 말하는 사람은 이런 기본적인 사실 조차 고려하지 않고 말하는 정신 나간 사람이라고 생각한다. 오래된 전통 식품을 잘 못됐다고 주장하는 사람의 말을 어떻게 믿을 수 있겠는가?

실제 심장병에 국한시켜 보았을 때에도 과거에는 심장병이 거의 없었다. 심장병이 이렇게 유행하기 시작한 것은 20세기 중후반 이후부터다. 따라서 심장병의 원인을 찾으려면 그 시기 때부터 먹기 시작한 새로운 식품을 원인으로 지목해야지 수십 만년 동안 먹어온 전통 식품을 원인이라고 말하는 것이 과연 타당한지 되묻고 싶다. 그리고 이를 뭐 대단한 발견인양 입증해 보겠다고 수십 년간 어머 어마한 돈과 인력을 들여 세금과 연구비를 낭비하고 있는 학계와 정부, 기업들을 생각하면 참으로 허탈한 생각에 웃음 밖에 나오질 않는다.

동물성 포화지방과 콜레스테롤에 관한 연구

앞서 언급한 '**콜레스테롤-심장병**' 가설을 다시 한번 살펴보자. 이에 따르면

① 동물성 포화지방 섭취는 콜레스테롤 레벨을 증가시킨다. (A → B)

② 콜레스테롤은 심혈관질환을 일으킨다. (B → C)

③ 따라서 동물성 포화지방 섭취가 심혈관질환을 일으키게 된다.
　　(A → C)

는 식의 논리로 되어있다.

그러나 이 논리는 어디까지나 관찰 조사에 근거한 가설이었지 실제 실험을 통해 입증한 이론은 아니었다. 그런데도 이 가설이 실험을 통해 확증되기도 전에 1977년 무책임하게 대중에게 공표되어 많은 사람들에게 잘못된 선입관을 심어주게 되었다.

실제 각종 실험에서는 어떤 결과가 나왔는지 살펴보자.

먼저 동물성 포화지방 섭취가 혈중 콜레스테롤 레벨에 미치는 영향을 보면 우선 총 콜레스테롤 레벨은 증가한다. 그 내용을 보면 LDL콜레스테롤 레벨도 증가하지만 HDL콜레스테롤 레벨도 같이 증가한다. 비율적으로 HDL콜레스테롤에 비해 LDL콜레스테롤이 더 많이 증가한다. 그렇지만 이들은 모두 단기적(2-13주 정도)인 실험의 결과이기 때문에 이를 장기적인 실험 결과로 확대시킬 수는 없다. 만약 장기적으로 포화지방 섭취가 계속되면 콜레스테롤 섭취가 늘어나도 앞서 언급했듯이 콜레스테롤이 자가조절 시스템을 가지고 있기 때문에 일정 한계 이상으로 혈중 콜레스테롤 레벨이 계속 증가하지 않는다. 다시 말해 포화지방 섭취와 혈중 콜레스테롤 레벨 사이에 용량 비례 관계가 존재하지 않는 것이다.

그럼 이렇게 증가된 혈중 콜레스테롤 레벨로 인해 심혈관질환 발생이 증가하는가? 이 질문에 대해서는 앞 장에서 콜레스테롤이 심장병 발생의 원인이 아님을 분명하게 설명한 바 있기 때문에 그 부분을 참고하길 바란다. 즉, 콜레스테롤은 심혈관질환 발생의 몸통이 아니라 깃털이라고 했던 부분을 말이다. 그리고 실제 연구에서도 콜레스테롤 레벨이 증가했어도 그것으로 인해 심장병 발생이나 사망률이 증가하지 않는 것으로 나타났다. 즉, 동물성 포화지방 섭취가 심장병 발생 위험을 증가시키지 않는다는 말이다. 뿐만 아니라 동물성 포화지방이 뇌졸중, 당뇨, 비만, 암 발생, 노화 촉진 등과의 관계에 있어서도 특별한 상관성을 가지고 있다는 증거를 이제껏 찾을 수 없다.

게다가 최근에 심혈관질환의 발생에 더 큰 영향을 미치는 요인이 콜레스테롤 양이 아니라 LDL 지단백의 입자수와 패턴이라는 사실이 밝혀지면서 동물성 포화지방에 대한 오해는 더욱 풀리게 되었다. 왜냐하면 동물성 포화지방은 비록 LDL 콜레스테롤 수치는 증가시키지만 LDL 입자수를 줄여주고 LDL 지단백의 분획을 심혈관질환에 불리한 패턴 B(LDL 입자가 작고 단단한 아형 B가 우세한 상태)에서 심혈관질환과 무관한 방향인 패턴 A(LDL 입자가 크고 가벼운 아형 A가 우세한 상태)로 전환시켜 주는 것으로 확인되었기 때문이다.

그러므로 상기 논리의 구성 요소 중에서 비록 ①은 맞다고 해도 ②, ③이 맞지 않아 "콜레스테롤-심장병" 가설이 성립하지 못하게 되는 것을 알 수 있다. 대신에 지금까지 나온 각종 연구 결과들을 종합하면,

첫째 동물성 포화지방 섭취를 늘리거나 줄여도 심장병 발생과 사망률에 어떤 영향을 주지 않는다.

둘째 동물성 포화지방을 정제 탄수화물로 대체하면 심장병 위험이 증가한다.

셋째 동물성 포화지방 일부를 다중불포화지방으로 대체하면 심혈관질환의 위험을 다소 줄일 수 있어 보인다. 그렇지만 그 결과 속에는 동물성 포화지방과 다중불포화지방의 두 가지 효과가 서로 공조하여 그렇게 된 것이기 때문에 이것이 동물성 포화지방이 나쁘고 다중불포화지방이 더 좋다는 내용을 의미하는 것이 결코 아님을 알아야 한다. 오히려 지방 섭취를 할 때 이 두 가지를 적절한 비율로 함께 섭취하는 것이 더 좋은 방법임을 제안하는 내용으로 이해해야 한다.

이상에서 동물성 포화지방은 심장병, 뇌졸중, 당뇨, 비만, 그리고 암 발생에 있어서 적어도 그 위험을 증가시키거나 해를 끼치지 않는 중립적인 위치에 있음을 확인해 볼 수 있다. 그러므로 동물성 포화지방을 건강에 나쁘다고 객관적으로 비난할 과학적 근거가 전혀 없으며 만약 그런 태도를 보이는 사람이 있다면 그것은 전적으로 개인적인 기호 차이에서 오는 것이라고 이해하면 된다.

포화지방의 장점

포화지방은 억울하게도 그 장점이 부각되지 못하고 콜레스테롤 때문에 건강에 나쁘다는 점만 지적 받아 왔다. 그것도 근거도 없이 비과학적 논리에 의해서 말이다.

우선 포화지방의 장점을 살펴보면 이중결합이 없기 때문에 열에 강하고 산화가 잘 일어나지 않아서 각종 화학 반응에 비교적 안정된 상태를 유지한다는 점을 들 수 있다. 그래서 분자 구조의 기능을 유지하고 보존시키는데 크게 기여하고 그들의 생리적 활성을 안정화시키는데도 관여한다.(참고_ 표. 포화지방의 기능)

이런 장점 때문에 식품으로서 뜨거운 열을 사용하는 각종 조리에 이용하면 매우 좋다. 그래서 식재료를 볶거나 튀기거나 할 때 코코넛유, 돼지 기름, 버터 같이 포화지방을 많이 함유한 지방을 사용하면 건강에 훨씬 유리하다고 할 수 있다. 반면 이중결합이 많은 다중불포화지방산은 열을 받으면 쉽게 산화되기 때문에 열을 가하는 요리에는 사용하지 말아야 한다.

또한 포화지방을 함유한 식품들은 대부분 영양가가 풍부하고 건강에 좋은 식품들이다. 다만 어느 식재료나 그렇듯 양질의 재료여야 하고 가능한 가공하지 않은 것이어야 한다. 이런 종류에 속하는 것으로는 목초를 먹여 키운 가축의 고기, 이들로부터 얻은 유제품, 코코넛, 유기농 다크 초콜렛 등이 있다.

그 동안 포화지방에 대한 오해로 말미암아 식물성 정제 식용유와 경화유를 만들어 파는 업체들, 곡물을 재배하고 생산하는 농민들, 이것을 가공하여 각종 가공 식품을 만들어온 식품 제조업체들이 상대적으로 반사 이익을 얻어 왔다. 이들은 현행 체제를 그대로 존속시키기를 원하고 있기 때문에 자신들의 이익을 위해 포화지방이 지금처럼 매도 당하는 것을 그대로 방치할 심산이 크다.

그러나 개인의 건강을 책임지는 의사로서 나는 이런 현상을 그대로 묵과할 수 없어 진실을 알리고자 한다. 그래서 포화지방이 건강한 영양소라는 점을 알리고 우리 몸 속에서 포화지방이 빠진 자리에 다른 불량 영양소가 들어차는 것을 막아야 한다고 생각한다. 역설적으로 들릴지 모르지만 나는 이 점이 포화지방이 갖고 있는 가장 큰 장점이라고 생각한다. 다시 말해 포화지방은 몸에 해를 줄 수 있는 더 나쁜 영양소들이 몸에 들어오는 것을 막아주는 방어 작용을 한다는 점이 무엇보다 중요한 장점이라고 생각한다. 그래서 항상 다른 것보다 먼저 섭취해야 하는 영양소로 생각하고 있어야 한다. 그렇게 되면 불필요한 식탐을 없애주고 변질이나 산화가 잘되는 불안정한 물질들이 몸 속으로 유입되어 각종 염증 반응을 일으키는 것을 최소화 시킬 수 있다. 그래서 나는 포화지방의 이런 작용을 **'양화가 악화를 구축시키는 일'**과 같다고 표현한다.

표1 **포화지방의 기능**

세포막	물이 세지 않고 세포 안팎의 환경을 분리, 유지시키기 위해 필요(50% 이상)
심장	에너지 생산을 위해 장사슬 포화지방산을 당분보다 더 선호함. (16C 팔미틱 산, 18C 스테아릭산)
폐	폐포 속 계면활성제가 16C 팔미틱산으로 구성되어 있음. 기관지 천식, COPD 환자들에게 필요.

간	술, 약물(예:아세트아미노펜)의 부작용으로부터 보호해 주는 작용
뼈	칼슘 흡수를 위해 포화지방이 필요
호르몬	호르몬 생산을 위한 메신저 역할. 갑상선 기능 활성화
면역시스템	장내 유해세균과 캔디다 살상(12C 라우릭산, 14C 미리스틱산) 백혈구에 활력을 준다-병원균들과 종양세포들을 물리치는데 힘을 보탬
포만감 신호	적게 먹도록 유도하고 지방 형성을 줄여주고 정상 체중에 도달하게 도와준다
유전자 조절	염증 조절
일반 건강	선제적 포화지방 섭취를 통해 건강에 해로운 정제 탄수화물과 다중불포화지방산의 섭취를 차단시킴.

포화지방과 관련된 주의 사항

포화지방을 지나치게 섭취하면 안 된다는 주장을 하는 의사들 중에는 아주 드문 유전병인 가족형 고콜레스테롤혈증 환자들과 아포단백 E4 유전자의 돌연변이를 가지고 있는 사람들의 예를 들곤 한다. 그러나 이는 극단적인 예에 속하는 것이지 일반인들에게 해당되는 경우가 아니기 때문에 경우에 맞지 않는다고 생각한다. 그런데도 이런 극단적인 유전병 사례에 사로잡혀 이들에게 적용하는 기준을 일반인들에게까지 확대시키려고 하는 사람들이 있다. 나는 이런 행동이 매우 자의적인 행동이라고 생각한다. 그럼 왜 같은 유전병으로 콜레스테롤 생산을 하지 못해서 사산되는 질환인 Smith-Lemli-Opitz syndrome의 경우를 거론하지 않는가? 이런 유전병에 걸린 아이들은 태어나지도 못하고 임신된 상태에서 죽는다. 이는 그만큼 콜레스테롤과 포화지방이 우리 몸에 매우 필요한 물질임을 입증해 주는 확실한 증거라고 할 수 있다.

그러므로 평균적인 기준으로 볼 때 일반인들은 포화지방 섭취를 두려워 할 필요가 없다는 점을 분명히 말해두고 싶다. 만약 가족형 고콜레스테롤혈증을 가진 경우에는 포화지방과 콜레스테롤 섭취를 줄이고 그 자리에 건강한 식물성 단일불포화지방산과 오메가 3 지방산을 채울 것을 권고하는 바이다. 그래서 견과와 씨앗류, 기름진 생선과 생선 기름, 익스트라 버진 올리브유, 아보카도 같은 건강한 지방을 많이 섭취할 것을 권해 본다. 이와 동시에 이런 사람들도 정제 탄수화물의 섭취를 철저하게 줄여야 한다. 왜냐하면 설탕, 액상과당, 소다, 정크 식품 같은 것들이 진짜 건강을 해치는 위험한 음식들이기 때문이다. 그리고 꾸준한 운동과 스트레스를 조절하는 무리하지 않는 생활스타일을 유지하면 얼마든지 건강하게 살 수 있다고 생각한다.

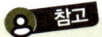

건강한 지방 섭취 방법

제 4, 5장에서 건강한 지방과 나쁜 지방에 대해 말한 바 있다. 이를 다시 한 번 정리하면 포화지방과 단일불포화지방은 안전하고 건강에도 좋은 지방이라 할 수 있다. 그러나 다중불포화지방으로 주제가 옮겨가면 문제가 좀 복잡해진다. 거기에는 오메가 3와 오메가 6 지방산이 있다. 이 두 가지 지방산이 어느 정도 균형을 이루고 있어야 건강한 상태라 할 수 있다. 그러나 오늘날 많은 사람들이 이 균형이 깨지도록 너무나도 많은 오메가 6 지방을 먹고 있다. 그러므로 이 균형을 맞추기 위해서는 오메가 3 지방을 보충해 주어야 하는 것과 더불어 오메가 6 지방산의 섭취를 줄여야 한다.

가장 좋은 현실적인 방법은 식용유를 먹지 않는 것이다.(예: 콩기름, 옥수수 기름 등) 그리고 인공 지방인 트랜스 지방을 먹지 말아야 한다. (예: 마가린, 쇼트닝)
트랜스 지방은 다중불포화지방산에 고열을 가한 상태에서 금속 촉매제를 사용하여 수소 가스를 첨가시키는 반응을 거쳐서 만든 인공 고체지방이다. 각종 연구에서 트랜스 지방이 인슐린 저항성, 염증, 복부지방 축적, 심혈관질환의 위험성 증대 등을 일으키는 것으로 알려져 있다.
그러므로 정리해보면

▶ 포화지방, 단일불포화지방, 오메가 3 지방을 먹고
▶ 식용유(오메가 6 지방), 트랜스 지방(경화유)를 먹지 말아야 한다.

로 결론 내릴 수 있다.

제8장

지방과 건강
중성지방 편

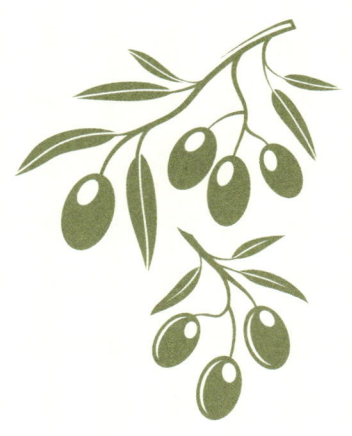

제8장

지방과 건강:
중성지방 편

중성지방의 두 가지 원천

우리가 섭취하는 동물성 지방은 대부분이 중성지방이란 형태의 지질로 되어 있다. 중성지방은 글리세롤에 지방산이 3개 붙어 있는 것이다. 동물성 중성지방의 경우 지방산이 주로 포화지방산 많기 때문에 흔히들 동물성 중성지방을 포화지방과 같은 의미로 사용하고 있지만 이는 잘못된 생각으로 실제로는 불포화지방산(단일불포화지방산과 다중불포화지방산)도 중성지방의 일원이 되는 경우가 많다. 불포화지방을 함유한 중성지방은 열을 가할 경우 쉽게 녹아 기름이 되어 흘러 나오기 때문에 동물성 지방을 조리하는 방법에 따라 중성지방의 양은 물론 그 속의 불포화지방산의 양도 크게 달라지게 된다.

영양학에서는 동물성 지방을 구성 성분에 따라 포화지방과 불포화지방으로 구분하여 말하는 편이지만 의료 현장에서는 이들이 중성지방을 형성하며 실제 혈액에서 수치를 측정할 때에도 중성지방으로 전체를 측정하기 때문에 중성지방이란 단어를 더 많이 사용하고 있다. 그러므로 용어상 혼동을 느끼는 사람들은 이런 차이가 있다는 점을 이해하면 된다.

한편, 동물의 중성지방을 제대로 이해하기 위해서는 다음과 같은 내용을 확실하게 알고 있어야 한다. 즉, 동물들이 탄수화물을 지방산으로 전환시킬 수 있는 능력을 가지고 있다는 점을 기억해야 한다. 동물들은 그 종에 따라 탄수화물을 사용하여 포화지방, 불포화지방(단일, 다중)을 만들어 내는 능력을 가지고 있으며 그 차이에 따라 초식, 잡식, 육식동물로 구분된다. 잡식 동물인 경우에도 각 개체별로 이런 능력에 있어 차이가 날 수도 있다. 우리 인간도 잡식 동물로 이 원칙에서는 예외가 되지 못한다.

이 같은 사실이 중요한 이유는 동물마다 또는 개체마다 몸 속 중성지방의 원천이 다르다는 의미를 내포하고 있기 때문이다. 가령 소, 양과 같은 반추 동물의 경우는 몸 속 중성지방이 풀과 같은 탄수화물로부터 생겨난 것이다. 반면 사자, 호랑이 같은 육식 동물들은 몸 속 중성지방이 다른 동물들의 중성지방을 흡수해서 온 것이 대부분이다. 그럼 인간, 돼지 같은 종은 어떨까? 다른 동물의 중성지방을 흡수해서 얻은 것도 있을 것이고 일부는 탄수화물을 중성지방으로 전환시켜 얻은 것도 있을 것이다. 따라서 자신의 몸 속 중성지방이 어디서 온 것인지 여부는 종마다 개체마다 그리고 대사상태마다 다르다고 할 수 있다. 여기서 대사 상태라고 하면 호르몬 작용을 의미한다. 특히 인슐린과 같은 대사조절 호르몬의 작용이 중요하다. 인슐린은 탄수화물을 중성지방으로 전환시키는 비율과 속도를 조절하고 관장하는 결정적인 스위치 역할을 하기 때문에 대사 과정에서 매우 중요한 역할을 한다.

> **참고**
>
> **몸 속 중성지방의 공급원**
>
> ▶ 직접적인 공급: 동물성 식품을 통해서 얻는다.
> ▶ 간접적인 공급: 사용하고 남은 잉여 당분은 간에서 신생지방합성과정(de novo lipogenesis)을 통해 중성지방으로 전환된다. (탄수화물 식품별로 인슐린 분비 자극 정도에 따라 차이가 날 수 있다.) 과당은 본질적으로 30%가 중성지방으로 전환된다.

중성지방 수치의 의미

중성지방은 건강과 밀접한 관계를 가지고 있다. 실제 중성지방은 앞서 말한 콜레스테롤보다 우리 몸의 대사 및 에너지 상태와 더 밀접한 관계를 가지고 있다. 다만 그 관계가 복잡하기 때문에 보다 단순한 콜레스테롤이 먼저 온갖 뭇매를 맞았던 것이다. 더구나 콜레스테롤은 그것의 레벨을 낮추는 약이 있기 때문에 더욱 더 의사들의 관심을 끌 수 있었다. 그러나 이제 콜레스테롤과 심혈관질환과의 인과성이 사라지면서 그 다음 대상으로 이면에 숨어 있던 중성지방이 주목을 받게 된 것이다.

혈액 속 중성지방 레벨은 VLDL이라는 지단백 속의 중성지방을 측정하여 결정한다. 이는 소장에서 흡수된 중성지방이 킬로마이크론이란 지단백을 타고 흉관을 거쳐 간으로 가서 일단 중성지방을 내려 놓고 나면 이를 다시 말초로 운반하기 위해 간에서 VLDL이란 지단백을 만들어 거기에 간에서 만든 중성지방까지 실어서 내보내기 때문에 그런 것이다. 그러므로 VLDL 속에 담긴 중성지방에는 외부에서 흡수한 중성지방도 있지만 간에서 잉여 탄수화물을 가지고 합성한 중성지방도 들어 있을 수 있다. 그러므로 VLDL 속의 중성지방 중 식이적 요인을 배제시키기 위해서는 가능한 12시간 이상 공복 상태를 거친 후 혈중 VLDL 레벨을 측정하는 것을 원칙으로 하고 있다. 이런 공복 시 중성지방 레벨은 식이적 영향을 배제한 채 몸에서 합성된 중성지방 레벨을 많이 반영하고 있기 때문에 비교적 객관적인 대사 상태를 반영한다고 볼 수 있다. 현재 의학계에서는 공복 시 중성지방 레벨이 150mg/dL 이하여야 정상이라고 말하고 있다. (참고_ 150-199는 경계역, 200-499는 높음, 500이상은 매우 높음.) 그러나 과거에는 200 또는 250까지 정상으로 보았다. 이렇게 자꾸 정상 범위 수치를 낮추는 것이 나쁜 일은 아니지만 식생활습관을 개선시키기 위한 의도보다는 약을 사용하기 위한 근거를 마련하기 위한 의도가 섞여 있는 듯해서 씁쓸하다고 표현한 바 있다.

일반적으로 혈액 속 중성지방 레벨에 영향을 미치는 요인들을 살펴보자. 우선 식사를 통해 얼마나 많은 중성지방을 흡수하였는가 여부가 중요한 요인이 될 것이다. 그러나 이 요인은 12시간 이상의 공복 기간을 거치면서 어느 정도 배제시킬 수 있다. 다음으로 중요한 식이적 요인은 약물 섭취를 들 수 있다. 예를 들어 알코올과 에스트로겐은 VLDL이란 지단백 레벨을 증가시킨다. 그래서 에스트로겐이 높은 식사(예: 콩 식품)를 하게 되면 VLDL이 증가하게 된다. 그러면 당연히 혈액 속 중성지방 레벨이 증가하게 된다. 또 다른 요인으로는 유전적인 요인이 있다. 예를 들어 중성지방을 흡수하고 아포 단백질을 합성하는 능력은 유전적인 요인에 의해 결정되는 요인이다. 그러나 유전적 요인이 항상 결정적인 영향을 미치는 것은 아니다.

그 다음으로 중성지방을 얼마나 쉽게 분해하고 제거시키느냐 하는 능력도 혈중 중성지방 레벨을 결정하는데 중요한 요인이 된다. 여기에도 유전적 요인과 대사적 요인이 관계하게 된다. 만약 지단백 분해 효소(lipoprotein lipase)가 적은 사람이라면(이 효소는 지방세포의 표면에 있는 효소로 VLDL 같은 지단백과 결합하여 중성지방을 지방세포 속으로 흡수하는 작용을 한다.) 저장 목적으로 중성지방을 지방세포 속으로 빨아들이는 능력이 떨어져 있게 된다. 그러므로 이런 사람은 살은 안 찌면서 혈액 속에는 중성지방과 VLDL 레벨이 높은 상태를 띠게 된다.

여기까지는 일반적인 이야기에 속한다. 만약 몸 속에서 호르몬 기능 저하와 같은 대사적 문제가 발생하게 되면 이야기는 달라진다. 특히 가장 중요한 대사 조절 호르몬인 인슐린의 기능 장애가 발생하게 되면 혈중 중성지방 레벨이 큰 영향을 받게 된다. 그래서 거꾸로 혈중 중성지방 레벨을 통해 대사 장애의 이상 여부를 파악해 볼 수도 있다. 의사들이 혈중 중성지방 수치에 관심을 갖는 이유가 바로 그 이면에 이와 같은 내용이 내포되어 있기 때문이다.

일반적으로 공복 시 혈중 중성지방 수치가 증가되어 있으면 대사 장애가 있음을 의미한다. 그리고 그 기전으로 **인슐린 저항성**이란 큰 기전이 밝혀져 있다. 과거 인슐린 저항성의 실체를 모르던 시절에는 혈중 중성지방 수치가 수시로 오락가락하는 것의 의미를 제대로 파악하지 못했었다. 그래서 무조건 중성지방(주로 동물성 포화지방)을 많이 먹는 것만 나쁘다고 생각했던 것이다. 그러나 이제 인슐린의 작용과 인슐린 저항성이란 기전이 확실하게 규명되면서 몸 속 중성지방이 잉여 당분으로부터도 만들어지고 혈중 중성지방 레벨이 증가하는 이유도 무엇 때문인지 분명하게 알 수 있게 되었다.

한편 혈중 중성지방 레벨을 생각할 때 사람의 지방 섭취에는 한계가 있다는 점을 고려해야 한다. 지방은 십이지장에서 기본 단위로 분해되었다가 흡수된 후 다시 재조립된다. 또한 지방이 흡수되기 위해서는 담낭에서 담즙이 분비되고 췌장에서 지방분해효소가 분비되어야 한다. 따라서 사람의 지방 흡수 능력에는 한계가 있다. 보통 평균적으로 시간당 10g 정도 흡수하는 것으로 알려져 있다. 이보다 지방 흡수 능력이 좋은 사람은 그만큼 췌장의 소화효소 생산 능력이 좋은 사람이라고 할 수 있다. 대신에 지방이 췌장의 인슐린 분비를 자극하지 않기 때문에 췌장의 베타 세포는 그만큼 상대적으로 휴식을 취한다고 볼 수 있다.

 참고

공복 시 중성지방 레벨

공복 시 중성지방 레벨을 측정하려면 12시간 금식 후에 혈액을 채취하면 된다. 그래서 병원에서 아침을 먹지 말고 와서 채혈을 하라고 권하고 있다. 검사실마다 약간씩 기준이 다르지만 보통 150mg/dL 이하가 정상이다. 151-199 mg/dL는 경계 범위, 200mg/dL이상은 매우 높은 단계로 혈액이 진해지고 있음을 나타내 준다. 500 mg/dl 이상이면 아주 높은 상태로 언제든지 췌장염이 발생할 가능성을 안고 있다.

왜 중성지방이 높으면 췌장염이 생길 수 있는가? 잘 생각해보라. 우선 중성지방 레벨이 이 정도로 높다고 하면 이것은 소화기관 속으로도 많은 양의 지방이 들어가고 있음을 뜻한다. 그래서 췌장이 지방 소화에 필요한 효소 중 하나인 지방분해효소(lipase)를 많이 만들어 내보내야만 하는 상황이라 할 수 있다. 그래서 중성지방 레벨이 500 mg/dl 이상으로 높아지면 식이적으로 췌장에 상당한 스트레스를 주고 있다고 보아야 한다.

또한 공복 시 중성지방 레벨이 높은 것은 인슐린 저항성을 나타내 주는 증거와도 같기 때문에 역시 췌장에 인슐린 생산 증가라는 스트레스를 주고 있는 셈이다. 인슐린 저항성이 있음으로 해서 세포들이 인슐린에 반응하지 않기 때문에 췌장은 이를 극복하고자 계속해서 더 많이 인슐린을 생산하도록 압력을 받고 있는 것이다. 그러므로 췌장은 과로하게 되어 언제든지 췌장염이 일어날 수 있게 된다.

그러므로 중성지방 레벨을 가능한 낮게 유지하는 것이 좋다. 중성지방 레벨 검사는 20대 이후에는 매 5년마다, 40대 이후에는 매 2년마다 검사 해 볼 것을 권장하고 있다.

중성지방과 인슐린의 관계

그 동안 몸 속 중성지방의 복잡한 이중성을 제대로 이해하지 못하던 시절에는 혈중 중성지방 레벨이 높거나 비만일 경우에 무조건 동물성 포화지방 섭취를 줄이라고만 말했다. 그 때는 바로 자신의 몸 속 중성지방이 모두 동물성 중성지방의 섭취로부터 온다고 단순하게 생각했기 때문이다. 그러나 이제 인슐린 호르몬의 작용과 인슐린 저항성이란 기전이 확실하게 밝혀지면서 이런 생각이 완전 틀렸음이 만천하에 드러났다.

인슐린은 포도당을 세포가 이용할 수 있도록 조절하고 사용하고 남은 포도당을 중성지방으로 전환시켜 지방 세포 속에 저장시키는 일을 담당하는 호르몬이다. 과거처럼 인간이 자신의 노동력을 많이 사용하던 시절에는 남는 잉여 당분이 별로 없었기 때문에 인슐린의 이런 동화작용을 뚜렷하게 인식하지 못했었다. 오히려 인슐린 부족으로 인해 오는 제1형 당뇨의 발생에 놀라 인슐린에 대해 '부족하면 안 되는구나!' 라고 하는 그릇된 선입관에 사로잡혀 있었다. 그래서 인슐린 과잉이 가져오는 병폐와 그 실체를 제대로 파악하지 못했던 것이다. 그러나 이제 인간의 노동력은 기계로 대체되고 주변에 많은 가공 탄수화물들이 넘쳐나면서 몸 속에서 인슐린 레벨이 증가하는 새로운 미증유의 시대를 맞이하게 되었다. 그로 인해 비만이 늘어나고 대사 장애가 발생하면서 인슐린 과잉 또는 인슐린 저항성이 무엇인지 그 실체를 제대로 깨달을 수 있게 되었다. 그리고 이것이 단순히 칼로리의 과잉 섭취 때문이 아니라 인슐린 분비를 자극하는 음식의 과잉 섭취 때문이란 사실도 알게 되었다.

그 동안 영양학계와 의료계에서는 인슐린이 인체에서 탄수화물을 중성지방으로 변환시키는 괴력을 가지고 있다는 사실을 간과하였고 이런 인슐린의 실체를 제대로 알지 못했기 때문에 엉뚱한 소리를 할 수 밖에 없었던 것이다.

인슐린 분비를 자극하는 음식으로는 설탕 같은 정제 탄수화물이 대표적이다. 반면 동물성 지방 같은 음식은 인슐린 분비를 거의 자극하지 않는다. 그러므로 인슐린 레벨의 증가에 기여하는 정제 탄수화물의 과다 섭취가 중성지방의 증가라는 징검다리를 거쳐 대사 장애를 가져오는 기전으로 명확하게 정립되었다. 반면에 포화지방의 섭취는 인슐린 분비를 자극하지 않기 때문에 인슐린 과다는 물론 대사 장애와도 무관하다는 사실이 분명하게 밝혀졌다. 그런데도 지금껏 많은 전문가들이 이 기전을 아는지 모르는지 포화지방 섭취만을 비난해 왔다. 만약 이런 기전을 충분히 알고 있었으면서도 의도적으로 모른 척하거나 이를 방조해 왔다면 그런 사람들은 더 이상 둘러댈 변명 거리가 없는 상태라 할 수 있다. 이제 그들은 하루 아침에 자신이 하던 말을 뒤집어야 할 궁색한 처지로 몰리게 된 것이다.

대사 장애의 기전: 인슐린 저항성

심지어 이런 기전을 알고 있었으면서도 입장 바꾸기를 거부하고 있는 사람들 중에는 동물성 포화지방의 섭취가 대사 장애를 일으킨다는 주장을 아직도 굽히지 않고 계속하고 있다. 특히 탄수화물형 대사 체질을 가진 채식주의자들 사이에서 이런 생각이 강한 믿음으로 굳어져 있는 상태다. 그들은 동물성 식품보다는 생채식의 우수성을 강조하고 있다. 물론 그런 사람들에게는 생채식이 맞기 때문에 좋을 수 있다고 생각한다.

그러나 대사 장애는 생채식을 하지 않아서 오는 것이 아니다. 생채식과 대비되는 고지방 육식을 해도 얼마든지 오지 않는다. 대사 장애는 인슐린 분비를 증가시키는 식사를 하기 때문에 오는 것이므로 생채식이든 고지방식이든 인슐린 분비를 자극하지 않으면 오지 않는다. 반면 생채식이나 고지방 육식을 하더라도 만약 그 속에 인슐린 분비를 자극하는 성분을 포함시키게 되면 얼마든지 대사 장애를 일으킬 수 있게 된다.

그럼 여기서 내가 말하는 대사 장애가 무엇인지 잠깐 알아보고 넘어가자. 대사 장애는 한 개인에게서 복부 비만이 발생하고 혈당과 혈압이 증가하며 혈중 중성지방 레벨이 증가하고 혈중 HDL 레벨이 감소하는 등의 여러 가지 증상들이 동시에 전부 또는 몇 개가 발생하는 상황을 말한다. 이런 현상이 생기게 되는 이유는 몸 속에서 인슐린 저항성이 발생하였기 때문이다. 그래서 대사 장애를 다른 말로 '대사 증후군' 또는 '인슐린 저항성 증후군'이라고 부른다. (참고_ 과거에는 이를 최초로 발견한 사람의 이름을 따서 **'리븐(Reaven) 증후군'**이라고도 했고 **'X 증후군'** 이라고도 했다.)

  인슐린 저항성이란 세포가 인슐린에 반응하지 않는 상태를 말하는 것으로 이것은 너무 지나치게 인슐린 레벨이 증가하게 되니까 세포가 자기 스스로를 방어하기 위한 차원에서 인슐린 수용체의 작동 기능을 멈추게 만든 상황을 말한다. 이는 단기적으로는 세포를 보호하는 일이 되지만 장기적으로 지속되면 세포 기능을 저하시켜 대사 장애를 일으키는 요인이 된다. 이것의 발생 원인은 포화지방이 아니라 설탕과 같은 당분의 과다 섭취라 할 수 있다. 포화지방은 인슐린 분비를 자극하지 않기 때문에 아무런 죄가 없다. 반면, 설탕과 아미노산 같은 식품은 인슐린 분비를 자극한다. 그래서 세포 밖에는 포도당과 아미노산 같은 영양분이 넘쳐나는데 세포가 이를 다 활용하여 에너지를 생산하지 못하게 되니까 세포 스스로가 이런 풍부한 에너지의 공습으로부터 자신을 보호하기 위해 인슐린 저항성이란 경계령을 발령시켜 더 이상 인슐린이 세포막에서 원활하게 작용하는 것을 차단시켜 버린 것이다. 그래서 에너지를 사용하는 세포는 인슐린의 작용을 거부하고 남는 인슐린은 남는 혈당을 중성지방으로 전환시켜 복부 지방 조직에 저장하게 되는 풍요 속의 혼란을 일으키는 것이다. 만약 이런 상태가 지속되면 어느 사람은 고혈압으로, 다른 사람은 당뇨로, 또 다른 사람은 비만과 대사증후군으로 다양한 임상 증상을 통해 각자 몸 속의 대사 문제를 표출하게 된다. 그리고 이것이 더 오래 지속되면 혈관벽에 죽상동맥경화증이 발생하여 심혈관질환(심장병, 뇌졸중)을 일으키게 되고 모세혈관의 염증으로 미세순환 장애(망막증, 사구체신염 등)가 일어나게 만든다.

결국 인슐린 저항성은 세포의 에너지 부족과 기능저하를 초래하는 가장 크고 흔한 요인이라고 할 수 있다. 이것은 풍요 속의 혼란이라서 몸 속 쓰레기의 축적으로 귀결된다. 그 결과 몸 속 환경이 악화되어 세포내의 에너지 발전소인 미토콘드리아의 기능들이 계속 떨어지기 때문에 각종 대사 장애가 줄줄이 발생하게 되는 공통 과정을 이루게 된다.

인슐린 저항성이 중성지방에 미치는 영향

지방 혐오증을 가진 사람들 중에는 동물성 포화지방을 많이 섭취하면 혈중 중성지방 레벨이 증가하게 되고 그 결과 인슐린 저항성이 온다는 말도 안 되는 주장을 하는 사람도 있다. 앞서 말했지만 혈중 중성지방에 영향을 미치는 것으로 식이 포화지방도 있지만 그보다 인슐린의 작용으로 잉여 탄수화물이 중성지방으로 변환되는 작용도 있다. 여기서 포화지방 섭취는 인슐린 분비를 거의 자극하지 않기 때문에 포화지방 섭취와 인슐린 저항성 사이에는 아무런 관련이 없다. 만약 관계가 있다고 한다면 포화지방이 아니라 당분을 지나치게 많이 섭취하여 인슐린 저항성이 발생함으로써 혈중 중성지방 레벨이 높아지게 된 것이므로 정제 탄수화물과 인슐린 저항성이 관계가 있다고 보아야 한다. 그런데도 이런 주장을 하는 사람이 있다면 그것은 이런 관계가 밝혀질까 봐 두려워서 이를 애써 외면하려는 태도라고 생각된다.

당분 과잉으로 인슐린 저항성이 생기면 혈중 중성지방 레벨이 어떻게 증가하는지 그 기전을 좀 더 자세히 알아보자. 우선 인슐린 레벨이 증가하면 간에서 포도당이 지방산으로 잘 전환된다. 그 이유는 SREBP-1c 같은 지방합성 유전자들을 발현시켜 포도당을 지방산으로 바꾸는 대사 작용이 활발하게 작동하기 때문이다. 여기에는 지방산 합성이 증가되면서 그것이 CPT-1이란 단백질의 작용을 억제시키는 과정도 포함된다. CPT-1은 지방산이 미토콘드리아 속으로 운반되는 것을 책임지는 단백질이다. 그래서 지방산이 미토콘드리아에서 연소되는 일이 줄어들고 대신에 중성지방으로 합성되는 과정이 촉진된다. 이것이 바로 인슐린 레벨이 높을 때 포도당이 중성지방으로 잘 전환되는 이유인 것이다. 그 결과로 간에 중성지방이 많아지면 간은 이것을 VLDL로 포장하여 혈액 속으로 내보낸다. 그러면 혈중 중성지방 레벨이 증가하게 되는 것이다. 또한 간 세포 속에도 지방이

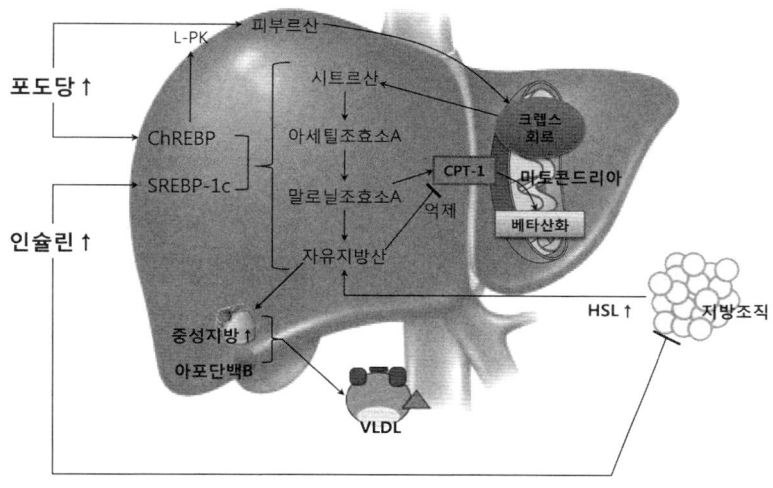

그림1 인슐린 저항성 발생시 일어나는 대사 변화. (1)간에서의 포도당 이용이 감소하고 지방산 합성이 증가한다. (2)지방세포에서 중성지방이 분해되어 자유지방산이 혈액 속으로 방출된다.

축적되는 지방간이 발생하게 된다.

한편, 인슐린 레벨이 높아 인슐린 저항성이 생기면 세포가 혈액 속의 인슐린에 더 이상 반응하지 않게 된다. 이런 저항성을 극복하기 위해 몸에서는 인슐린 레벨을 더 올려보지만 거기에는 한계가 있다. 혈액 속에 인슐린 레벨이 증가되어 있어도 인슐린 저항성이 발생하게 되면 지방 세포 속에 있는 HSL(hormone-sensitive lipase)이라는 효소가 활성화 된다. 이 효소는 지방 세포 속에 들어있는 중성지방을 지방산으로 분해시키는 작용을 한다. 그 결과 중성지방에서 자유지방산(FFA)들이 분리되어 혈액 속으로 방출된다. 그래서 혈액 속에 자유지방산들이 떠돌아다니는 이상지질혈증(dyslipidemia)이 생기게 된다. 이들은 다시 간으로 모여 중성지방 합성에 참여하게 된다. (참고_ 인슐린이 정상 작용을 한다면 당분과 자유지방산을 가지고 중성지방을 만들어 저장하게 될 것이다.) 결국 인슐린 저항성 발생은 혈중 중성지방 레벨을 올리는 작용을 하게 되는 것이다. (참고_ 그림1)

인슐린 저항성이 혈중 지질에 미치는 효과

이번에는 인슐린 저항성이 중성지방 증가를 포함하여 혈중 지질 프로파일에 미치는 과정을 살펴보자. 인슐린 저항성이 발생하게 되면 지방 세포에서는 자유지방산이 방출되고 이들이 간으로 가게 된다. 간에서는 이들은 물론 포도당으로부터 새롭게 합성한 지방산 양이 증가하여 이를 다시 VLDL 형태로 혈액 속으로 방출하게 된다. 그 결과 혈중 중성지방 레벨이 증가하면서 LDL과 HDL에 모두 영향을 준다. 우선 LDL은 콜레스테롤보다 중성지방을 운반하는 역할의 일부를 떠맡게 되어 그 수치가 증가하고 그 구성도 변화하여 입자 크기가 작고 밀도가 높은 아형 B가 증가하게 된다. 아형 B LDL은 심혈관질환의 위험을 더욱 증가시켜주는 LDL로 알려져 있다고 말했다. 또한 중성지방의 증가는 HDL에도 영향을 주어 HDL의 아포단백 A(apo A)가 HDL 분자로부터 떨어져 나오게 만든다. 이는 HDL이 중성지방을 운반하는 역할을 떠맡을 수 없기 때문에 벌어지는 일이다. 그래서 아포단백 A가 콩팥을 통해 배출되고 나면 콜레스테롤을 말초조직에서 간으로 운반하는 HDL의 레벨이 자연스레 감소하게 된다. 그래서 혈중 지질 프로파일에 다음과 같은 변화가 생기게 되는 것이다. (참고_ 그림2)

- 혈중 중성지방 레벨 증가
- 혈중 LDL레벨 증가(특히 아형 B가 증가)
- 혈중 HDL레벨 감소
- 혈중 중성지방/HDL 비율 증가

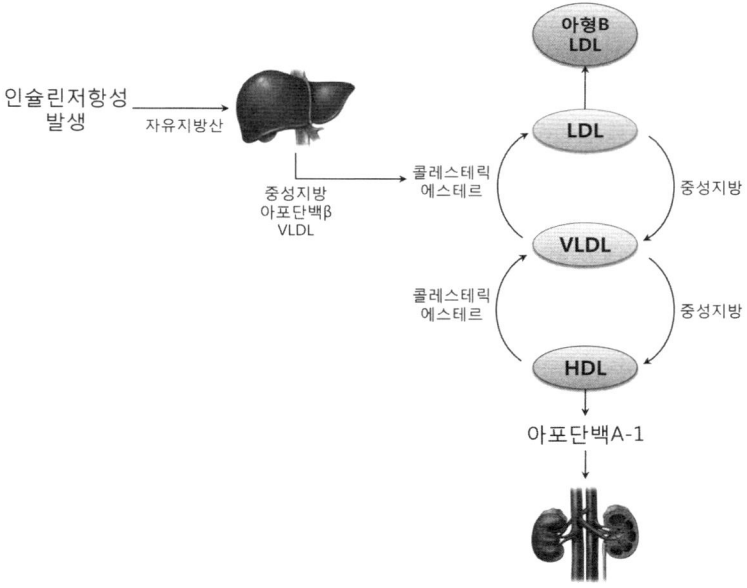

그림2 인슐린 저항성이 혈중 지질에 미치는 효과

이렇게 되면 혈중 중성지방 레벨 증가의 문제가 인슐린 저항성을 넘어 심혈관질환의 위험으로까지 넘어가게 되는 셈이다. 사람들은 콜레스테롤이 심혈관질환의 주요 원인으로 잘못 알고 있으나 실제로 그 내막을 자세히 보니 콜레스테롤보다 인슐린 저항성이란 기전을 통해 증가한 중성지방이 더 큰 기여를 하고 있음을 알 수 있다. 의사들이 흔히 강조하는 나쁜 LDL 레벨의 증가도 실제로 콜레스테롤 때문이 아니라 사실은 당분 섭취의 증가로 인해 인슐린 저항성이 발생하여 비롯된 중성지방의 증가가 일으키는 현상임을 알 수 있다. 즉, 인슐린 증가가 중성지방 증가에 기여하는 경우에 LDL 지단백의 레벨이 나쁜 방향으로 증가하게 되는 것이다. (**참고_** 그림2)

실제로 이런 가설을 입증해 줄 수 있는 증거가 있다. 1994년 Hodis 등은 실제 동맥 손상을 일으키는 주범이 LDL이 아니라 중성지방이 풍부한 지단백인 VLDL과 IDL(intermediate-density lipoproteins)일 것이라는 추측을 내놓았다. IDL은 VLDL 과 LDL 사이에 위치하는 중간 단계의 지단백이다. 나는 이들의 추측이 맞는다고 생각한다. 내 생각에도 사람들이 콜레스테롤과 관련된 LDL 레벨에만 시선을 집중하는 바람에 실제로 중성지방을 함유한 지단백(VLDL, IDL)들이 혈관벽에 손상을 일으키는 이전 단계의 과정을 눈치채지 못하고 있었다고 생각한다. 그래서 콜레스테롤 레벨을 낮추려는 치료를 아무리 열심히 해도 중성지방 레벨이 높은 환자들은 계속해서 동맥벽에 손상을 입게 되는 것이다. **그러므로 동맥경화증의 주범이 LDL이 아니라 VLDL과 IDL 속의 중성지방이라고 보는 것이 옳다고 생각한다.** 그렇게 보면 콜레스테롤과 포화지방보다는 당분이 죽상동맥경화증과 심혈관질환의 더 큰 실제적 기여요인이라는 점을 분명하게 알 수 있어 그 동안 풀리지 않았던 콜레스테롤 가설의 문제점과 중성지방의 역할이 왜 중요한지를 확실하게 알 수 있게 되었다. 그러므로 콜레스테롤과 포화지방을 인슐린 저항성과 동맥경화증의 주범으로 몰았던 사람들은 실제 범인인 당분을 보호하고 감추기 위해 그런 거짓 주장을 해온 것이 아닌지 의심을 받지 않을 수 없다.

중성지방 레벨을 낮추는 방법

지금까지 설탕 같은 정제 탄수화물의 장기적인 과다 섭취로 인슐린 저항성이 발생하게 되면 인슐린 레벨이 상승하여 공복 시 혈중 중성지방 레벨이 증가하고 이로 인해 각종 대사증후군, 당뇨, 비만, 고혈압, 심혈관질환, 망막질환, 신부전증 등이 연쇄적으로 발생하게 되는 기전을 살펴보았다.

이런 대사 장애의 진행 과정을 차단시키기 위해서는 **무엇보다 먼저 설탕 같은 정제 탄수화물의 섭취를 줄여야 한다. 그래서 인슐린 저항성을 없애고 대사 작용을 다시 정상으로 돌려 놓아야 한다.** 이것이 가장 확실하고 올바른 해결책이다. 그렇게 되면 그 후단의 공복 시 혈중 중성지방 레벨은 저절로 정상으로 내려가고 각종 임상 증상들도 서서히 정상으로 환원될 수 있다.

이상과 같은 목적을 달성하기 위해 할 수 있는 가장 좋은 방법이 무엇인가? 많은 사람들은 설탕과 같은 당분, 곡물이나 뿌리 채소 속의 전분, 각종 인공 감미료 등을 줄이는 것이라고 말한다. 물론 그것은 맞는 말이다. 그렇지만 내 생각으로 이 방법은 수동적인 개념의 반쪽 짜리 방법이라 생각한다. 우리 몸은 적극적인 대안을 가지고 접근할 때 더 빨리 반응한다. 다시 말해 정제 탄수화물을 뺀 대신에 그 자리에 다른 무언가로 채워 몸을 충분히 만족시켜 주어야 하는 것이다. **그것이 바로 그토록 많은 사람들이 경원 시 하던 지방 섭취 대안이라 할 수 있다.** 건강한 지방을 가지고 몸을 적극적으로 채워주면 저절로 정제 탄수화물 섭취가 줄어들면서 혈당과 인슐린 레벨이 떨어지게 된다. 그러면 인슐린 저항성이 개선되고 혈중 지질 프로파일도 정상으로 환원된다. 즉, 공복 시 중성지방 레벨과 LDL 수치가 내려가고 HDL 수치는 올라가게 되는 것이다. 이것이 바로 다음 장에서 설명할 고지방 식단의 위력이라 할 수 있다.

물론 이를 해결하기 위해 반대로 지방 섭취를 줄이면서 생채식 위주로 칼로리 제한식을 하는 방법도 있다. 그러나 이 방법은 위장관 기능이 약한 사람이 아니거나 수도승처럼 영적인 정신세계를 추구하는 사람이 아닌 이상 장기적으로 시행하기 힘들고 에너지 부족과 지방 부족으로 인해 각종 장기의 조기 노화를 빨리 경험하게 만든다. 특히 세포 내 미토콘드리아의 기능 저하가 빨리 온다는 점이 가장 큰 약점이라 할 수 있다. 그래서 나는 위장관이 약한 탄수화물형 대사체질을 가진 사람들의 경우에만 이 방법을 권하고 나머지 사람들에게는 고지방 식단을 택하도록 권유하고 있다.

이렇게 하면 굳이 약물을 복용할 필요가 없다. 혈중 중성지방 레벨을 떨어뜨리기 위해 fibrate 같은 PPARs agonist, 스타틴, 스쿠알렌 합성 억제제 등 부작용이 많은 약을 복용할 필요가 전혀 없는 것이다. 이들은 모두 정상 생리기전을 차단시키는 약물들로 정확한 목표 설정에 맞는 약도 아니기 때문에 그 효과도 미미하다. 그런데도 의사들은 가장 근본적인 방법을 놔 두고 간단하게 약만 사용하는 쓸데 없는 치료를 선호하고 있다.

그래서 나는 이런 잘못된 유혹에 넘어가지 말고 인슐린 저항성을 가지고 있는 사람이면 지금부터 당장 고지방식단을 실천해 보라고 적극 추천하는 바이다.

제9장

고지방 식단

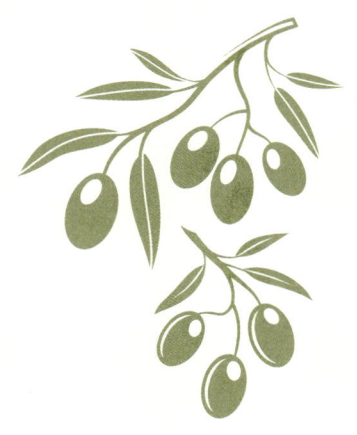

제9장
고지방 식단

주의사항 ❗

본인이 이 책에서 소개하는 고지방 식단은 모든 사람에게 항시 적용되는 절대 불변의 식사법이 아니란 점을 분명히 밝혀둔다. 따라서 여러분 모두에게 이를 강요하려는 의도가 전혀 없음을 밝혀둔다.

다만 내가 여기서 고지방 식단을 권하는 경우는 지금까지 저지방, 고탄수화물 식단을 시도하여 왔으나 상태가 호전되지 않고 건강이 점점 쇠약해져 가는 사람들에게 다른 식단의 대안으로 고지방 식단을 택해보라고 권하는 것이다. 그 이유는 몸 상태가 계속 악화되고 있으면 이는 현재 시행하고 있는 식사가 잘못된 방향으로 진행되고 있음을 뜻하는 강력한 소견이기 때문에 그것을 바로 잡기 위해 반대 방향 쪽으로 선택을 시도해 보란 의미라고 이해하여 주길 바란다.

또한 고지방 식단을 통해 몸의 균형을 회복한 사람이라 할지라도 이를 평생 지속하라는 의미가 절대 아님을 분명하게 경고하는 바이다. 고지방 식단의 지속으로 다시 몸 상태가 나빠지면 이는 균형점을 지나 반대편으로 너무 지나치게 지나온 상황이므로 이런 경우에는 다시 올바른 탄수화물을 적당량 섭취하여 균형점으로 되돌아가야 한다. 그래서 이와 같은 방법으로 자신의 몸 속 환경의 균형을 잡는 방법을 나는 **"번갈아 다이어트"** 라고 부른다.

다시 한번 분명하게 말하지만 모든 사람에게 다 들어맞는 고정된 표준 식단은 이 세상에 없다. 그리고 같은 사람에서도 그 사람의 상태와 상황에 따라 식단은 조금씩 달라져야 한다. 이런 점을 명심하고 이 책에서 소개하는 고지방 식단을 열린 마음으로 받아들여 시도해보고 그 효과를 스스로 판정해 보란 의미에서 소개하는 것임을 잊지 말아주길 바란다.

특히 탄수화물형 대사체질을 가진 사람이나 갑상선 기능저하증을 가지고 있는 사람의 경우에는 고지방 식단을 유지하기가 힘들 수 있다. 또한 단시간에 많은 에너지를 사용하는 운동이나 활동을 하거나 근육을 사용하는 사람들에게는 비효율적일 수 있다. 그러므로 반드시 자신의 담당 주치의와 상의하여 어느 식단을 선택할 것인지 현명하게 판단하여 결정하길 권하는 바이다.

이상과 같이 항상 자신에게 올바른 식단이 무엇인지 알려고 노력하면서 그것을 실천하려는 자세를 가지고 있으면 약이 필요 없고 음식만으로 병을 예방하고 치료할 수 있는 길이 보이게 된다.

고지방 식단(일명 케토제닉 다이어트)이란?

고지방 식단을 다른 말로 케토제닉 다이어트라고 하며 이것은 넓은 의미의 저탄수화물 식단의 일환에 속한다고 할 수 있다. 왜냐하면 고지방 식사를 하게 되면 자연스레 저탄수화물 식사를 하게 되고 어느 순간을 넘어가면 몸에서 지방이 분해되어 케톤체(ketone bodies)가 만들어지기 때문이다. 대사적으로 이런 상황을 **케톤증**(ketosis)이라고 부른다. 케톤증은 탄수화물 섭취가 급격하게 줄어들면 몸에서 포도당을 사용하지 못하기 때문에 지방을 분해시켜 에너지를 만들 수 밖에 없는 상황에 처하게 되는데 이렇게 되면 몸은 지방을 연소시키는 과정에서 케톤체를 생성하게 된다. 그리고 이를 고지방 식사나 보충제 섭취를 통해 의도적으로 유도하는 것을 '**영양 케톤증**(Nutritioal Ketosis)'이라고 부른다.

몸에서 케톤증이 발생되면 혈당과 인슐린 레벨이 낮아지고 지방 분해가 활발하게 일어난다. 이를 이용하여 제2형 당뇨와 비만 등을 효과적으로 치료할 수 있게 된다. 또한 간에서는 지방을 분해시켜 케톤을 만들어 이를 뇌에 공급해 준다. 그러면 뇌는 포도당 대신에 케톤을 이용하여 에너지를 생산하고 각종 대사 활동을 영위하게 된다. 이 모든 과정은 정상적인 생리 과정으로 일어나는 것이지 병적으로 진행되는 과정이 아님을 알아야 한다.

과거에는 뇌가 포도당만을 에너지원으로 사용하는 것으로 잘못 알려져 있었다. 그래서 일부 학자들이 뇌 기능을 원활하게 하기 위해 당분을 꼭 섭취해야 한다고 강조하는 해프닝도 많았다. 물론 뇌세포가 포도당을 사용하여 에너지를 만드는 것이 훨씬 쉽고 속도가 빠르기 때문에 그렇게 말했던 것이다. 그러나 뇌가 너무 지나친 당분에 노출되면 뇌세포막에서도 인슐린 저항성이 발생하여 포도당이 세포 속으로 들어가 제 기능을 다하지 못하게 된다는 사실이 밝혀졌다. 이른바 알츠하이머병이 바로 이런 상황으로 뇌신경세포가 포도당을 이용하지 못해 기능저하에 빠져 인지기능이 떨어지는 상황으로 전락하게 되는 것이다. 이런 이유로 최근에 알츠하이머병을 제3형 당뇨라고 부르기도 한다.

그렇지만 뇌도 케톤을 연료로 사용할 수 있음이 알려지면서 알츠하이머병 환자들은 물론 파킨슨병, 루게릭병 같은 각종 퇴행성 뇌신경질 환자들에게도 포도당 대신 케톤을 사용하도록 유도시킴으로써 뇌 기능을 다시 호전시켜 볼 계기를 만들 수 있다는 사실이 밝혀지게 되었다.

고지방 케토제닉 다이어트는 이 밖에도 체중 감량은 물론 당뇨, 암 등 각종 대사성 질환에도 효과적인 식단으로 알려져 있다.

> **참고**
>
> ### 뇌세포도 케톤을 사용할 수 있다.
>
> 케톤증은 몸이 포도당 대신 지방을 에너지원으로 사용하는 대사 상태를 말한다. 보통 하루 탄수화물 섭취가 50g 이하일 때 이런 현상이 일어나게 되는데 때론 탄수화물을 20g 이하로 더 많이 낮춰야만 케톤증 상태로 들어가는 사람도 있다. 또한 케톤증은 임신 중, 영아기, 단식 중, 기근 상태일 때에도 생리적으로 일어나는 현상이다.

탄수화물 섭취가 거의 없는 상태에서는 인슐린 레벨이 저하되어 체지방으로부터 지방산들이 분해되어 방출되게 된다. 이들 지방산들이 간으로 이동하여 그곳에서 산화되어 케톤체로 전환되면 몸에서는 이들을 에너지원으로 사용하게 되는 것이다. 지방산과 달리 케톤은 뇌를 둘러싸고 있는 뇌-혈관 방어벽을 통과하기 때문에 포도당이 없는 상태에서도 뇌가 케톤을 에너지원으로 사용할 수 있게 된다.

그러므로 뇌가 포도당 이외 다른 연료를 사용하지 못한다고 하는 정보는 완전 잘못된 정보다. 물론 뇌세포가 포도당을 케톤보다 우선적으로 선호하는 것은 맞고 뇌의 일부 세포들이 포도당만을 연료로 사용하는 것도 맞다. 그러나 나머지 뇌의 대부분은 기근이 닥쳤거나 저탄수화물 식사를 할 때에는 케톤을 에너지원으로 사용할 수 있다.

예를 들어 약 3일 동안 금식을 한다고 했을 때 뇌는 자신이 사용하는 에너지의 약 25% 정도를 케톤으로부터 얻는다. 그리고 이 기간이 길어질수록 그 비율은 60%까지 증가하게 된다. 또한 케톤증 상황에서는 뇌가 필요로 하는 포도당을 공급하기 위해 몸이 단백질을 분해하여 이것으로부터 포도당을 만들어 낸다. 이 과정을 신생포도당합성(gluconeogenesis) 과정이라고 부른다. 그러므로 여러분은 이 두 가지 생화학 과정(케톤증과 신생포도당합성 과정)이 뇌가 사용할 수 또 다른 에너지 공급 과정이란 점을 기억하고 있어야 한다

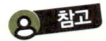
케톤증(ketosis)과 케토산증(ketoacidosis)의 차이

사람들은 케톤증(ketosis)과 케토산증(ketoacidosis)을 같은 것으로 알고 혼돈하는 경우가 종종 있다. 그러나 이 두 가지는 분명 다른 것으로 절대 혼돈하여서는 안 된다. 케톤증은 정상적인 생리 대사 상태의 일부다. 몸에 포도당 연료가 부족할 경우에 일어나는 대사 상태다. 반면 케토산증은 인슐린이 부족할 때 일어나는 병적인 상황으로 혈당도 높고 케톤 레벨도 높은 상태를 말한다. 이로 인해 몸이 아주 심한 산성 상태로 기울게 되어 생명이 위험한 상태로 빠질 수 있다. 케토산증은 주로 제1형 당뇨 환자에서 흔히 볼 수 있다. 이 밖에 제2형 당뇨에서도 드물지만 볼 수 있고 아주 심한 알코올 중독 환자에서도 나타난다.

고지방식 식단의 종류

몸에서 케톤 형성을 유도하는 고지방식단에는 다음과 같이 두 가지 종류가 있다.

표준 고지방 식단: 탄수화물은 아주 적게, 단백질은 적당하게, 지방은 아주 많이 먹는 식단이다. 보통 전체 칼로리의 약 75%를 지방이 차지하고 단백질이 20%, 탄수화물이 약 5% 정도를 차지하는 구성이다.

고단백 고지방 식단: 표준 고지방식단과 비슷하지만 단백질 비율이 더 높은 경우에 해당된다. 그래서 지방이 60%, 단백질이 35%, 탄수화물이 5% 정도를 차지한다.

> **참고**
>
> ### 고지방 식단의 변형
>
> 고지방 식단을 다음과 같이 변형하여 사용할 수 있다. 이런 방법들은 주로 운동선수들이 사용하는 방법이다.
>
> ▶ **주기적 고지방 식단:** 고지방식단 중간에 고탄수화물 식단을 삽입하는 방법이다. 예를 들어 일주일에 5일은 고지방 식단을 실천하고 이틀은 고탄수화물 식단을 먹는 방법이다.
> ▶ **목표 설정 고지방 식단:** 운동 전후에만 탄수화물을 추가로 섭취하는 방식이다.

고지방 식단의 효과

고지방 식단은 체중 감량과 각종 대사성 만성 질환 예방 및 치료에 많은 효과가 있다. 특히 지금까지 시행되어온 많은 저지방 식단과 비교하였을 때 그 효과가 두드러진다. 따라서 각종 저칼로리, 저지방 식단으로 효과를 보지 못한 사람들은 반대로 고지방 식단을 통해 많은 성과를 볼 수 있을 것이라 생각된다.

우선 체중 감량 효과를 살펴보자.

여러 연구들에서는 고지방식을 하면 칼로리를 제한하고 저지방식을 실천하는 것에 비해 2배 이상의 체중 감량 효과가 나타나는 것으로 밝히고 있다. 또한 혈중 지질 프로파일 측면에서도 LDL과 중성지방 수치가 내려가고 HDL 수치가 약간 상승하는 효과를 가져온다고

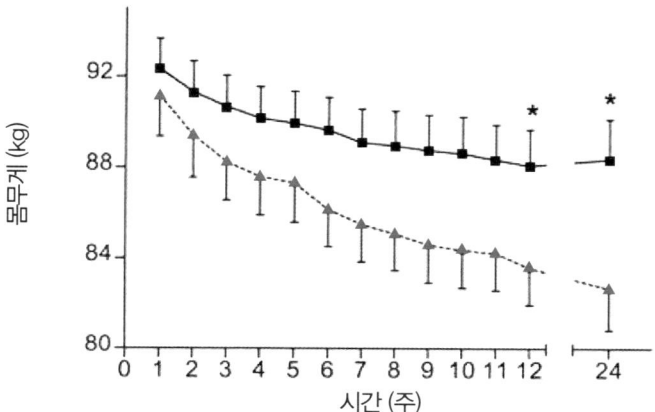

그림1 건강한 여성들에서 고지방 저탄수화물 식단과 저칼로리, 저지방 식단의 체중 감소 효과 비교(Brehm Bj, Sleeley RJ, Daniels Sr, D'Alessio DA. A randomized trial comparing a very low carbohydrate diet and a calorie-restricted low fat diet on body weight and cardiovascular risk factors in healthy women. J Clin Endocrinol Metab. 2003 Apr;88(4):1617-23)

말하고 있다. 심지어 칼로리를 조절하지 않고 먹는 상황에서도 고지방식은 체중 감량을 가져온다고 주장하는 연구들이 많다. 이 말은 우리가 현실적으로 칼로리를 계산할 필요 없이 고지방 식단을 통해 얼마든지 체중 감량 효과를 얻을 수 있음을 의미하기 때문에 매우 중요한 포인트라고 생각한다.

이처럼 고지방 식단이 우수한 체중 감량 효과가 나타나는 이유로는 인슐린 분비를 자극하지 않고 혈당을 저하시켜 놓음으로써 지방 분해를 촉진시키기 때문에 그렇기도 하지만 상대적으로 많이 섭취하는 단백질 섭취가 대사율을 증대시켜 체중 감량에 기여하는 측면도 있다고 보아야 한다.

고지방식이 체중 감량을 일으키는 기전 요약

- 탄수화물 제한: 탄수화물 제한은 혈당을 떨어뜨리고 동시에 불필요한 칼로리 섭취도 제한 시켜주는 효과도 가지고 있다.
- 지방 연소 증가: 고지방 식단은 일반적인 사람들의 생각과는 달리 오히려 일상 활동 및 운동시 체지방 연소를 더욱 촉진시켜 준다.
- 식욕 억제: 고지방 식단은 음식이 위장에 머무는 시간이 길게 하여 줌으로써 포만감을 가져다 준다.
- 단백질 섭취 증가: 단백질 섭취 증가는 대사율을 촉진시켜 준다.
- 신생포도당합성(gluconeogenesis): 포도당이 필요하면 단백질로부터 이를 만들어 내는 과정이 일어나게 만든다.
- 인슐린 민감도 개선: 고지방 식단은 세포막의 인슐린 민감도를 개선시켜 준다.
- 지방 저장 감소: 고지방 식단은 당분을 지방으로 전환시키는 신생지방합성 과정을 억제시킨다.

이번에는 고지방 식단이 대사 장애를 개선하는 효과에 대해 알아보자.

우선 제2형 당뇨와 대사증후군이 어떤 기전으로 발생하는지 살펴보자. 제2형 당뇨는 인슐린이 제대로 기능하지 못해 혈당이 증가된 상태로 대사 및 순환 장애가 초래되는 질환이다. 이런 상황이 발생하기 이전에 세포막에 인슐린 저항성이 발생하게 되면 다른 대사 장애가 먼저 일어나게 된다. 그래서 다음과 같은 5가지 대사 변화가 일어나게 된다.

- **허리둘레(복부 비만) 증가**: 남자 102cm, 여자 88cm 이상
- **중성지방 레벨 증가**: 150 mg/dL 이상
- **HDL콜레스테롤 레벨 저하**: 남자 40 mg/dL, 여자 50 mg/dL 미만
- **혈압 증가**: 130/85 mmHg 이상 또는 고혈압약 투약 중
- **공복혈당 증가**: 110 mg/dL 이상 또는 혈당조절약 투여 중

이중에서 3개 이상 존재할 때 **대사증후군**(metabolic syndrome)이라고 정의한다.

이처럼 제2형 당뇨와 대사증후군에서는 인슐린의 역할이 매우 중요하다. 다시 말해 이들은 모두 인슐린 레벨이 증가되어 있음에도 불구하고 세포가 인슐린에 제대로 반응하지 못하는 상태(**인슐린 저항성 상태**)가 만들어짐으로써 대사적으로 장애가 발생하는 것이 근본적인 공통 기전이기 때문에 인슐린 레벨을 낮춰주는 식단을 도입하는 것이 무엇보다도 핵심 포인트라 할 수 있다. 이런 관점에서 보면 고지방 식단을 실천하는 것이 가장 이상적인 방법이라 할 수 있다. 왜냐하면 지방은 원칙적으로 인슐린 분비를 자극하지 않기 때문이다. 따라서 고지방 식단은 약물을 사용하지 않고 문제를 근본적으로 해결하는 좋은 방법이라 할 수 있다.

그러나 관점을 달리해서 보면 바로 이 점이 의사, 약사, 제약회사들에게는 매우 불리한 점이 될 수 있다. 왜냐하면 이 방법을 사용하면 약을 전혀 사용하지 않고 음식을 통해 병을 고치는 상황이 조성되어 의사, 약사, 제약회사들의 역할과 입지가 줄어들 수 밖에 없기 때문이다. 따라서 이들은 많은 사람들이 이런 사실을 알까 봐 매우 걱정하며 이를 숨기려 하고 있다. 그래서 많은 사람들이 전문가들로부터 고지방 식단에 대해 칭송하는 소리를 들어본 적이 거의 없고 오히려 자꾸 걱정과 우려의 소리를 듣게 되는 이유가 여기에 있는 것이다.

고지방 식단을 실천하면 단 2주만에 인슐린 민감성을 무려 75% 이상 개선시켜 준다. 그러므로 상기 5가지 대사 장애를 모두 개선시켜 주는 놀라운 결과를 얻을 수 있다. 혈액 속의 지질 프로파일 측면에서도 긍정적인 방향으로 변화가 일어난다. 앞서 말한 중성지방의 감소, HDL 콜레스테롤의 증가 이외에도 LDL 지단백 측면에서도 긍정적인 변화가 일어나 LDL 수치 감소 및 LDL 패턴에 변화가 일어난다. 그래서 LDL 구성이 작고 위험한 아형 B가 줄어 들고 크고 솜사탕처럼 부유하는 무해한 아형 A가 증가하게 된다. 이런 변화는 동맥경화증과 심혈관질환 측면에서 유리한 변화라고 하지 않을 수 없다.

그럼 고지방 식단이 대사 개선효과를 가져오는데 관여하는 기전들을 요약해 보자.

- **탄수화물 섭취 감소**: 혈당과 인슐린 레벨을 저하시켜 인슐린 저항성 문제를 개선하는데 기여한다.

- **인슐린 민감성 개선**: 인슐린 저항성은 대사 장애의 근본 원인 기전으로 이것을 개선시켜 주는 것은 각종 대사 장애의 문제를 근본적으로 해결하는 치료 방법에 해당된다.
- **건강한 지방 섭취**: 건강한 지방을 섭취함으로써 HDL콜레스테롤 레벨을 개선시키는데 기여한다.
- **케톤 형성**: 케톤체는 몸 속에서 포도당 대신 훌륭한 에너지원 역할을 한다. 그래서 암, 알츠하이머병, 간질 등 환자에서도 놀라운 치료 효과를 발휘한다.
- **염증 개선**: 고지방 식단은 친염증성 사이토카인의 분비를 억제시켜 줌으로써 인슐린 저항성과 관련된 각종 만성적인 염증 상태를 직,간접적으로 개선시켜 준다. 특히 케톤체 중에 베타 하이드록시뷰티레이트(BHB; beta-hydroxybutyrate)가 이런 작용을 한다.
- **지방 분해**: 앞서 설명한대로 일반적인 생각과 달리 고지방 식단은 몸 속에서 체지방을 분해시키는데 효과적이다. 특히 복부와 내장 지방을 분해시키는데 유리하다. 그 결과 대사 장애를 해결하고 혈액 순환을 원활하게 만드는 기여하게 된다.

이밖에 고지방 식단은 다음과 같이 다양한 질환 및 상황에서도 놀라운 개선 효과를 발휘하는 것으로 알려져 있다.
- **심혈관질환**: 고지방 식단은 혈당, 혈압, 체지방, LDL 및 HDL콜레스테롤 레벨 등과 같은 심혈관질환의 위험인자를 개선시켜줌으로

써 그것의 위험을 경감시켜 준다.
- **암**: 암세포는 포도당만을 연료로 사용한다. 그러므로 고지방 식단을 통해 포도당 공급을 차단시키면 암세포의 성장을 지연 또는 억제시킬 수 있다. 따라서 암환자 치료 식단으로 현재 많은 각광을 받고 있다. 또한 베타 하이드록시 뷰티레이트(BHB)가 DNA 보호작용을 하는 것으로도 알려져 있다.
- **제2형 당뇨**: 고지방 식단은 인슐린 민감성을 75% 이상 개선시켜 주기 때문에 당뇨 환자들에서 놀라운 대사 개선 효과를 나타낸다. 그래서 당뇨병 약의 복용을 중단하는 사례들을 자주 볼 수 있다.
- **대사증후군**: 고지방 식단은 대사증후군의 모든 증상들을 개선시켜 준다. 특히 복부 비만 감소, 중성지방 레벨 저하, 혈압 저하 등이 뚜렷하다.
- **알츠하이머병**: 앞서 말한 대로 알츠하이머병은 제3형 당뇨에 해당된다. 따라서 뇌세포가 포도당을 이용하지 못하는 상태이기 때문에 고지방 식단을 통해 에너지 문제를 해결해 주면 상당한 증상 개선 효과를 얻을 수 있다. (참고_ 뇌세포는 포도당이 없어도 케톤을 사용하여 기능할 수 있다.)
- **간질(뇌전증)**: 고지방 식단의 치료 효과를 제일 먼저 입증한 곳이 간질 분야다. 대부분의 간질 환자들은 간질발작을 억제시키기 위해 항경련제를 복용하게 된다. 그럼에도 불구하고 약 30%에서는 간질발작이 일어나는 것을 완전히 막을 수 없다. 이처럼 약물에 반응하

지 않는 간질 환자의 치료를 위해 1920년대부터 고지방 식단이 사용되어 왔고 많은 효과가 입증되어 있는 상태다. 일부 환자에서는 고지방 식단을 통해 간질 발작이 완전히 사라진 예도 있다고 한다.
- **파킨슨병**: 한 연구에서는 파킨슨병 환자들에게 고지방 식단을 28일 동안 실시한 결과 상당한 호전 가능성을 보였다고 밝히고 있다.
- **다낭성 난소증후군(Polycystic ovary syndrome)**: 고지방 식단으로 인슐린 레벨을 줄여줌으로써 증상 호전을 가져오게 한다.
- **뇌 손상**: 동물 실험에서 고지방 식단이 뇌 손상으로 인한 뇌진탕 부위를 줄여주고 뇌신경 조직의 회복을 도와준다고 밝히고 있다.
- **여드름**: 고지방 식단으로 설탕과 가공 식품 섭취를 멀리하게 만들어 줌으로써 장내 환경을 개선시켜 주고 인슐린 레벨도 낮춰 여드름 발생을 원천적으로 막고 이를 치료하는데 효과를 발휘하게 만든다.

고지방 식단 실천법

고지방 식단을 실천하려면 다음과 같은 기본적인 규칙을 이해하고 이를 준수해야 성공할 수 있다.

▶탄수화물 섭취를 금해야 한다.

탄수화물 섭취량을 하루 30g 이하로 줄여야 한다.(고지방 식단을 처음 하는 사람의 경우에는 50g 이하부터 시작한다.) 이를 위해 식품성분표를 잘 살펴보는 습관을 들이도록 한다.

▶**자신이 먹을 고지방 식품들을 미리 준비해 놓는다.**

육류, 달걀, 기름 많은 생선, 치즈, 크림, 버터, 견과, 씨앗, 아보카도, 코코넛 오일 등.

▶**탄수화물 함량이 적은 채소를 함께 먹는다.**

고지방 식품을 먹을 때에는 녹색 잎채소와 같이 탄수화물 함량이 적은 채소를 함께 먹는 것이 좋다. 그래서 배도 채우고 부족한 영양소를 함께 공급해 주는 것이 필요하다.

▶**미네랄을 보충해 준다.**

고지방 식단으로 케톤증이 발생하게 되면 수분과 미네랄 균형이 변할 수 있다. 따라서 음식에 충분한 양의 소금을 첨가하여 먹도록 한다.

▶**보충제를 섭취하도록 한다.**

몸에서 케톤 형성 과정이 원활하게 진행되도록 돕기 위해 마그네슘 같은 미네랄을 함유한 영양보충제를 추가로 섭취하는 것이 도움이 된다. 또한 코코넛 오일이나 중사슬중성지방유(MCT oil)를 하루 5-10g 정도씩 두 번 정기적으로 보충하여 주는 것이 좋다.

▶**사전 계획을 철저하게 세워야 한다.**

식단을 바꿀 때에는 항상 사전에 미리 계획을 세워 무엇을 먹을 것인지 정해 놓고 그것을 실천하려고 노력해야 한다. 이런 준비가 없으면 막상 식사 때 저탄수화물 식품을 구하기가 어려운 경우가 흔히 있어 실패하기 쉽다

▶**자신만의 메뉴를 개발한다.**

자신이 좋아하는 식재료를 사용하여 지방 함량은 높고 탄수화물 함량이 적은 메뉴를 개발하여 먹는다. 고지방 식단이 점점 더 재미 있어 질 것이다.

▶**진행 과정을 기록한다.**

자신의 신체지수(체중, 체지방율, 허리둘레, 허벅지 둘레 등)를 매주 단위로 기록한다. 또한 핸드폰으로 자신의 몸매를 사진으로 찍어 보관해 놓는다. 만약 체중 변화가 일어나지 않는다면 먹는 양을 줄여 나가야 한다.

▶**꾸준하게 실천한다.**

어느 다이어트건 간에 단시간에 목표에 도달하는 그런 마법의 식단은 없다. 건강 입장에서 보면 천천히 체중 감량이 되면서 원하는 목표에 지속적으로 도달하는 것이 오히려 바람직하다고 할 수 있다. 따라서 적어도 3개월 이상 꾸준하게 실천하는 것이 필요하다.

▶**전문가의 정기적인 지도를 받는다.**

정기적으로 전문가로부터 자신의 신체 변화를 점검 받도록 한다. 여기에는 혈액이나 소변 검사 등도 포함된다. 이를 통해 자신의 식단에 문제가 있는지 여부를 점검하고 항상 개선점을 찾도록 노력해야 한다. 특히 질병 상태에서 벗어나기 위해 고지방 식단을 하는 사람의 경우에는 반드시 전문가의 지도를 받아서 시행하는 것이 안전하다.

고지방 식단에서 먹어야 하는 식품들

대부분의 식사를 여기 언급한 식재료들을 이용하여 만들어 먹어야 한다.

- **육류**: 붉은 고기, 스테이크, 햄, 소시지, 베이컨, 닭고기, 오리고기
- **지방이 많은 생선**: 연어, 송어, 참치, 고등어
- **달걀**: 가능한 자연산 유기농 달걀
- **버터와 크림**: 가능한 유기농 목초를 먹인 소의 우유로 만든 것
- **치즈**: 가공하지 않은 치즈(체다, 염소 치즈, 크림, 블루, 모짜렐라 등)
- **견과와 씨앗**: 아몬드, 호두, 아마씨, 호박씨, 치아씨 등
- **건강한 오일**: 주로 코코넛 오일과 익스트라버진 올리브 오일, 아보카도 오일
- **아보카도**: 통 아보카도 또는 이것으로 바로 만든 과카몰리(guacamole)
- **탄수화물 함량이 낮은 채소**: 녹색 잎 채소, 토마토, 양파, 고추, 파프리카, 피망 등
- **양념**: 소금, 고추 가루, 후추, 강황, 마늘, 생강, 계피, 페퍼민트, 로즈마리, 홀리바질, 세이지, 기타 건강 허브 양념들

고지방 식단에서 먹지 말아야 할 식품들

탄수화물 함량이 높거나 인슐린 분비를 자극하는 식품들은 가능한 먹지 말아야 한다.

- 단 식품: 청량음료, 과일주스, 가공 음료, 케이크, 아이스크림, 사탕 등
- 곡물, 전분류 식품: 쌀, 밀, 국수, 파스타 등
- 과일: 딸기, 블루베리 같은 베리류 과일을 제외한 모든 과일들
- 콩류 식품들(Beans or legumes): 강낭콩, 완두콩, 렌틸콩, 병아리콩 등
- 뿌리 채소, 덩이식물들: 감자, 고구마, 당근, 토란, 파스닙 등
- 저지방 제품들: 가공 식품 중에 저지방 식품이라 표시된 것들 속에는 탄수화물이 많이 함유되어 있다.
- 일부 소스나 양념장들: 당분과 나쁜 지방이 들어 있다.
- 나쁜 지방: 식물성 오일, 마가린, 쇼트닝, 마요네즈 등
- 알코올: 탄수화물의 함량 때문에 피해야 한다.
- 무설탕 다이어트 식품: 이런 식품들 속에는 당알코올이 들어 있어서 대사가 케톤증으로 빠지는 과정을 방해할 수 있다. 또한 많은 가공 과정을 거친 것들이라서 건강에 도움이 되지 않는다.

고지방 식단 1주일간의 샘플 메뉴

여러 가지 식품마다 다른 영양소를 가지고 있기 때문에 고른 영양 섭취를 위해서는 장기적으로 다양한 메뉴를 돌아가면서 먹는 것이 좋다.

월	아침	달걀, 베이컨, 토마토
	점심	올리브 오일로 드레싱한 치킨 샐러드, 치즈 조각
	저녁	버터로 구운 연어 구이와 아스파라거스 볶음
화	아침	달걀, 토마토, 치즈 오믈렛
	점심	우족 또는 도가니 수육
	저녁	미트볼과 버터로 볶은 채소 모음, 치즈 조각
수	아침	코코넛유를 첨가한 밀크 쉐이크
	점심	올리브 오일로 드레싱한 새우 샐러드, 아보카도, 삶은 달걀
	저녁	삼겹살 구이, 야채 쌈
목	아침	코코넛유, 카카오 닙스를 첨가한 아몬드 밀크 쉐이크
	점심	제육볶음, 버터로 볶은 모든 생채소
	저녁	전기구이 통닭, 양배추 샐러드
금	아침	버터로 구운 생선구이, 요거트,
	점심	달걀, 소고기 치즈 구이, 올리유로 드레싱한 샐러드
	저녁	돼지 보쌈과 모든 채소
토	아침	소고기 야채 스튜
	점심	닭도리탕
	저녁	버터로 구운 스테이크와 올리브유로 드레싱한 샐러드
일	아침	햄과 치즈 조각, 버터 커피
	점심	버터로 볶은 채소 모음, 치즈 조각, 다크 초콜렛
	저녁	사골 국물과 수육

건강한 고지방 간식 메뉴들

식간에 배가 고플 때에는 아무 것이나 함부로 먹지 말고 다음과 같은 고지방 간식들을 먹어야 한다.

- 지방이 많은 육류 또는 생선
- 치즈
- 견과와 씨앗 한줌 정도
- 올리브 열매
- 삶은 달걀
- 90% 다크 초콜렛
- 아몬드 밀크, 카카오 파우더, 견과버터 등을 넣어 만든 저탄수화물 쉐이크
- 원유, 견과버터, 코코넛 파우더를 섞어 만든 요거트
- 딸기와 크림
- 살사 또는 과카몰리와 샐러리 스틱
- 전날 먹다 남은 메인 요리들

고지방 식사를 위한 외식 요령

외식을 할 때 고지방 식사를 하기 위한 식당을 찾는 것이 그리 어려운 일은 아니다. 왜냐하면 대부분의 식당에는 육류 또는 생선을 기반으로 한 요리를 팔고 있기 때문이다. 그러므로 이런 요리를 주문하고 밥, 빵, 국수 같은 탄수화물 음식을 사양하는 대신에 이를 채소 음식으로 바꿔 달라고 요청하면 된다. 그 밖에 달

걀, 치즈로 만든 요리도 좋은 대안이 될 수 있다. 디저트로는 치즈나 크림 같은 것만 먹는다. 절대 당분이나 전분이 많은 것은 먹지 않도록 주의한다.

고지방 식단의 부작용과 이를 줄이는 방법

건강한 사람이 고지방 식단을 할 때 일반적으로는 안전한 편이다. 그렇지만 간혹 몸이 새로운 자극에 적응하는 과정에서 초기에 약간의 부작용이 나타날 수 있다. 나는 이런 현상을 대사 **독감** 또는 **대사 몸살**(metabolic flu)이라고 부른다. 마치 독감에 걸렸을 때 초기에 나타나는 증상처럼 기운이 떨어지고 정신이 멍하며 속이 미식거리고 불편하며 근육이 쑤시고 체력이 저하되는 듯한 양상을 경험하게 된다. 또한 피로감, 두통, 변비, 호흡 냄새, 콜레스테롤 레벨의 증가 같은 부작용도 경험할 수 있다. 이런 증상들은 몸에서 탄수화물 대신 지방을 연소시키는 훈련을 시작하기 때문에 나타나는 현상이다. 그러므로 이런 증상들은 대부분 일시적인 것으로 몇 일 또는 몇 주 안에 저절로 사라지게 된다.

고지방 식단을 하게 되면 몸 안의 수분과 미네랄 균형도 변하게 된다. 따라서 미네랄을 추가로 공급해 주면 많은 도움을 줄 수 있다. 음식을 먹을 때 충분한 양의 소금을 첨가하거나 미네랄 보충제를 함께 복용할 것을 권장하는 것도 이런 이유에서다. 하루에 나트륨을 3,000 – 4,000mg, 포태슘을 1,000 mg, 마그네슘을 300 mg 정도 섭취하면 상기 부작용들을 최소로 줄일 수 있다.

아주 드물게 간질 어린이의 경우 신장 결석이 발생했다는 보고가 있고 모유 수유중인 산모의 경우 저탄수화물 고지방 식단으로 케토산증이 일어났다는 보고도 있기 때문에 고지방식을 시행하기 전에는 반드시 의사와 상의하여 시행여부를 결정하는 것이 바람직하다. 또한 당뇨 환자의 경우에는 대부분 혈당강하제를 복용 중이기 때문에 고지방 식단을 하게 되면서 약물 복용의 필요성이 줄어들기 때문에 혈당 불안정 상태를 맞이 할 수 있다. 그러므로 이런 사람들도 반드시 의사와 상의하여 고지방 식단을 시행하는 것이 안전하다.

고지방 식단 초기에는 양을 줄이지 말고 마음껏 충분히 배를 채우도록 한다. 그래도 대부분의 경우에서는 체중 감량이 일어난다. 만약 체중 감량이 중간에 멈추게 되는 경우에는 그 때부터는 식사량을 줄여나가도록 한다.

만약 고지방 식단으로 변비가 심하게 발생하게 되는 경우에는 식이섬유가 많은 채소 섭취를 늘리거나 또는 병원에서 장세정을 규칙적으로 시행하면 특별한 문제없이 이 문제를 극복할 수 있다.

고지방 식단 시 함께 복용할 수 있는 영양보충제들

대부분의 경우에는 추가로 보충제를 섭취할 필요가 없다. 그러나 환자들의 경우 병을 치료할 목적으로 고지방 식단을 하는 경우 또는 체중 감량이 원활하게 진행되지 않는 경우에는 다음과 같은 영양보충제 섭취를 하는 것이 도움이 된다.

- **중사슬중성지방 오일(MCT 오일)**: 요거트, 스무디, 기타 음료에 첨가하여 먹으면 에너지를 증가시키는 데 도움을 준다.
- **미네랄**: 수분과 미네랄 균형을 위해 소금 또는 미네랄 보충제를 보충한다.
- **카페인**: 에너지 증강, 체중 감량 목적으로 사용한다.
- **외부 케톤 보충제**: 체내 케톤 레벨을 증가시켜 지방 연소 기전을 도와준다.
- **크레아틴**: 근육 강화 및 운동 능력 향상에 도움을 준다.
- **유청 단백**: 하루 단백질 섭취량을 도와주기 위해 쉐이크나 요거트에 유청 단백질을 첨가하여 먹는다.

기타 궁금사항들

고지방 식단을 시작하는 사람들이 흔히 갖게 되는 의문점들을 정리하면 다음과 같다.

1. 영원히 탄수화물을 먹지 못하는가?

그렇지 않다. 목표에 도달하여 대사 균형을 회복하고 난 다음에는 자신의 대사체질에 맞게 탄수화물을 늘려 섭취할 수 있다. 그러나 체중 감량을 위한 단계에서는 탄수화물 섭취량을 줄이면 줄일수록 유리하다.

2. 근육이 소실되면 어떻게 하나?

어느 다이어트를 하든 약간의 근육 소실은 불가피한 측면이다. 그러나 근육 소실을 막기 위해서는 고지방식을 하는 동안에도 고단백질 식품을 섭취하고 케톤 레벨을 높게 유지하면서 근력 운동을 해주면 근육 소실을 최소화시킬 수 있다.

3. 고지방 식사를 하여도 근육을 키울 수 있는가?

물론이다. 단백질 섭취를 늘려 가면서 저항 운동을 하면 된다. 그러나 탄수화물을 적당량 섭취하는 방법에 비하면 그 효과가 떨어질 수 있다. 필요하면 영양보충제를 복용하는 것이 도움이 된다.

4. 단백질을 하루에 얼마를 먹어야 하는가?

단백질은 적당량 먹는 것이 좋다. 왜냐하면 너무 많은 단백질을 섭취하면 인슐린 분비를 자극하고 케톤 형성을 저해할 수 있기 때문이다. 총칼로리의 약 35%까지가 상한선이라고 생각하면 된다.

5. 탄수화물 식품을 전혀 먹지 않아도 되는가?

그렇다. 단기적으로는 전혀 문제가 되지 않는다. 그러나 장기적으로는 갑상선 기능저하와 같은 문제를 야기할 수 있다. 그러나 이런 경우 갑상선 기능저하는 이차적인 현상이라 언제든지 다시 회복 될 수 있다. 가끔 탄수화물 식품을 먹어주는 것이 큰 흐름에 방해가 되지 않는다면 주기적으로 고지방 식사와 탄수화물 식사를 교대로 먹는 전략을 사용해 볼 수 있다.

6. 계속해서 피곤하고 몸에 기운이 없으면 어떻게 하는가?

그런 상태는 몸이 아직도 완전히 케톤증 상태로 들어가지 못한 경우일 가능성이 높다. 그래서 몸이 지방과 케톤을 효과적으로 이용하지 못하는 상태라고 할 수 있다. 이런 문제를 극복하기 위해서는 탄수화물 섭취를 더 줄여야 한다. 그리고 중사슬중성지방 오일(MCT oil)이나 케톤 보충제를 추가로 섭취하는 것이 도움이 된다.

7. 소변에서 과일냄새 같은 것이 난다. 그 이유는?

놀랄 필요가 없다. 이것은 케톤증으로 인해 부산물이 소변으로 나오기 때문에 그런 것이다.

8. 호흡에서 이상한 냄새가 나는 것을 느낀다. 어떻게 해야 하는가?

이것은 고지방 단식을 하는 사람들이 흔히 경험하는 증상이다. 물을 마시거나 당분이 없는 껌을 씹으면 이를 줄일 수 있다.

9. 케톤증이 매우 위험하다고 들었다. 사실인가?

이는 케톤증(ketosis)과 케토산증(ketoacidosis)을 동일한 것으로 생각해서 오는 착각 현상이다. 케톤증은 자연적인 생리 기전이고 케토산증은 심한 당뇨병 환자에서 혈당이 조절되지 않는 경우에 발생하는 병리적인 기전이다. 위험한 것은 케토산증이지 케톤증이 아니다. 절대 혼돈하지 말아야 한다.

10. 고지방 식단을 하였더니 소화가 잘 안되고 설사를 한다. 어떻게 해야 하는가?

이런 증상은 흔히 일어날 수 있는 것으로 약 3-4주정도 계속될 수 있다. 만약 그 정도 기간이 지나도 증상이 지속된다면 섬유질이 많은 채소를 더 많이 섭취하도록 해본다. 반대로 변비 증세를 가지고 있는 경우에는 마그네슘 보충제를 사용하면 도움을 얻을 수 있다.

고지방 식단을 계획하는 사람에게 충고해 주고 싶은 말

어느 한가지 다이어트 또는 식이요법이 모든 사람에게 항상 일률적으로 적용될 수는 없다. 개인마다 유전적 프레임이 다르고 대사체질과 장기의 크기, 체형 등이 다르며 생활스타일도 다르고 현재 처해 있는 상황도 다르기 때문이다. 이런 점을 충분히 고려하여 여기 소개하는 고지방 식단도 모든 사람에게 반드시 실천해보라고 말하는 것이 아니란 점을 먼저 이해하여 주었으면 한다. 그러나 지금까지 건강을 위해 각종 다이어트(주로 저지방 식단)를 시도 해보았지만 이를 통해 성공하지 못한 사람들이 많이 있을 것이다. 그런 사람들의 경우 이번에는 반대로 고지방 식단을 실천해 볼 것을 권해 본다.

고지방 식단은 특히 체중을 감량하길 원하거나 인슐린 저항성 같이 대사 장애로부터 빠져 나오고자 하는 사람들에게 매우 효과적인 방법이다. 또한 앞서 설명한대로 심혈관질환, 뇌신경질환, 암 같은 질병을 앓고 있는 환자들에게도 유리하다. 그러므로 이런 사람들은 시험적으로 이를 실천해 보고 이것이 자신에게 맞으면 이를 좀더 오래 실천해 볼 것을 강력하게 추천한다.

내가 여러분에게 고지방 식단을 권한다고 해서 모든 사람들에게 이것을 평생 실천하라고 말하는 것도 절대 아니라는 점도 분명하게 이해하여 주길 바란다. 고지방 식단은 단거리 운동 선수나 근육을 키우길 희망하는 사람들에게는 맞지 않는 식사법일 수 있다. 그런 사람들에게는 채식 위주의 식사 역시 칼로리가 적고 단백질이 부족하여 맞지 않을 수 있다. 그러므로 각자 자신이 원하는 목표에 맞는 방법을 택해 건강 증진 및 수호를 위해 매진해야 한다. 따라서 잘못된 방법을 선택함으로써 건강을 잃고 건강을 포기하는 사람들의 대열에 끼지 않으려면 항상 열린 마음으로 자신에게 맞는 것을 찾아내려는 노력을 계속해야 한다. 이런 의미에서 고지방 식단에 대해서도 여러분이 열린 마음과 긍정적인 자세로 이를 받아들여 보길 권해 본다.

만약 그래도 고지방 식단에 거부감을 갖고 도저히 탄수화물을 포기할 수 없다고 생각하는 사람은 일단 고지방 식단과 고탄수화물 식단을 몇 일씩 번갈아 시행하는 **'주기적 고지방 식단'** 일명 **'번갈아 다이어트'**를 시도해 볼 것을 추천한다. 이를 통해 자신의 현 상황에 맞는 식단이 무엇인지 스스로 찾아낼 수 있는 기회를 가져 보길 바란다. 그리고 그렇게 선택한 식단에도 평생 매달려 고정하란 뜻이 아님을 잘 이해하고 항상 유연하게 번갈아 가면서 자신의 상황에 맞는 식단을 택해보길 바란다.

고지방 식단을 실천하게 되면 처음에는 많은 고통이 따를 수 있다. 탄수화물을 하루 50g 이하로 섭취하기 때문에 간혹 에너지가 떨어지고, 정신이 멍하고, 배가 고픈 것 같고, 잠도 잘 안 오고, 손발이 떨리고 기력이 없는 듯하며 피로감을 느끼는 등의 여러 증상들을 경험할 수도 있다. 따라서 이를 혼자 시도하다 보면 괜히 불안하고 자신감을 상실하게 되어 원하는 목표에 도달하지 못하는 경우가 자주 발생하게 된다. 그래서 반드시 전문가의 지도를 받아 실천하는 것이 훨씬 안전한 방법이라는 점을 말해주고 싶다. 더구나 자신이 원하는 목표에 도달하기 위해서는 갈수록 점점 더 엄격한 제약과 몸의 변화가 따라줘야 하기 때문에 이를 혼자서 극복하는 것보다는 전문가의 도움을 받아 안전하게 난관을 헤쳐나가는 것이 현명한 방법이라고 생각한다. 이렇게 몇 차례 고비를 잘 넘기면 충분히 원하는 목표에 도달하게 되어 노력한 만큼의 보상을 얻을 수 있다.

> **주의!**
> 고지방 식단은 건강한 사람에게는 대부분 안전하고 놀라운 결과를 경험하게 만들어준다. 그러나 일부 사람들에서는 오히려 부작용이 심하게 나타날 수 있다. 그러므로 반드시 의사와 상의하여 그 시행여부를 결정하고 시행 도중에도 부작용 여부를 수리로 체크해 보는 것이 좋다.
> (고지방 식단이 모든 사람에게 다 적용될 수 있는 다이어트 방법이 절대 아니란 점을 분명히 경고해 두는 바이다.)

부록

	총지방 함량	오메가3 (18:3ω3)	오메가6 (18:2ω6)	올레익산 (18:1ω9)	스테아릭산 (18:0)	팔미틱산 (16:0)
참기름	49%		45%	42%	13%	
해바라기 씨기름	47%		65%	23%	12%	
홍화씨 기름	60%		75%	13%	12%	
카놀라유	30%	7%	30%	54%	7%	
대두 콩기름		7%	52%	24%	17%	
면실유		1%	53%	19%	27%	
옥수수유		1%	56%	30%	13%	
땅콩유			34%	49%	17%	

	총지방 함량	다중불포화지방		단일불포화 지방	포화지방	비고
		오메가3	오메가6	올레익산		
들기름		60%	20%	13%	7%	오메가3
아마씨(기름)	35%	58%	14%	19%	9%	오메가3
아보카도유			13%	74%	12%	단일불포화
올리브유			13%	72%	14%	단일불포화
코코넛유			3%	6%	91%	포화지방/고열
팜유			10%	38%	52%	포화지방/고열
치아씨	30%	30%	40%			오메가3 비율
대마씨	35%	20%	60%	12%	8%	오메가3 비율
호박씨	47%	<15%	42–57%	34%		
호두	60%	5%	51%	28%	5%	
아몬드	54%	54%	17%	78%	5%	
캐슈너트	42%		6%	70%	18%	
마카다미아			2%	78%	16%	
잣			50%	27%	7%	

참고: 빈 칸으로 남겨진 부분은 본인도 열심히 자료를 찾으려 했으나 구하지 못해 남겨 둔 것이므로 혹시 여러분들 중에 이를 채워주실 분이 있으면 본인에게 연락해 주시면 매우 고맙겠습니다.

맺음말

현대인들은 확실히 자신의 건강을 담보로 무언가에 심취해 있다. 그래서 건강을 포기한 채 나름대로 더 높은 가치를 위해 열심히 살고 있는 사람들이 많다. 나는 이런 사람들을 '건포자(건강을 포기한 사람)'라 부른다.

여러분이 건포자가 되건 아니면 열심히 건강을 챙기는 똑똑한 건강 자유인이 되건 그것은 여러분 스스로가 결정할 일이다. 다만 나는 여러분들에게 올바른 정보를 제공하여 많은 사람들로 하여금 스스로 자신의 길을 선택하도록 돕는 것이 내 소명이라고 생각한다.

그러다 보니 이 책에 적혀 있는 내용들 중에 여러분들의 심기를 불편하게 하는 내용이 간혹 있을 수 있다고 생각한다. 그러나 이것은 내가 공부하고 경험하여 옳다고 판단한 것을 적은 것이기 때문에 그럴 수도 있다고 이해하여 주고 너무 비난하지 말아주길 바란다. 그리고 만약 이 책의 내용 중에 잘못된 점이 있으면 조용히 내게 연락하여 지적해 주시면 그 분께 무척 고마워 할 것을 약속 드린다.

특히 내가 환자 보는 일을 업으로 삼고 있는 의사이기 때문에 여기 적혀 있는 내용들이 주로 각종 만성 질환으로 고생하는 환자들을 위한 내용들로 구성되어 있다는 점을 이해하고 모든 사람들에게 무조건 적용시키기 위해 적은 내용들이 아니라는 점도 참고하여 주었으면 좋겠다.

그 동안 여러 책을 통해 많은 내용들을 소개하였지만 이 책만큼 독자들의 반응이 기다려지는 책도 없었다.

부디 여러분의 평생 건강관리에 많은 도움이 되는 책으로 남았으면 하는 마음뿐이다.

양생의사
정 윤 섭

양생의원 정윤섭 박사의
몸속 대청소 시리즈

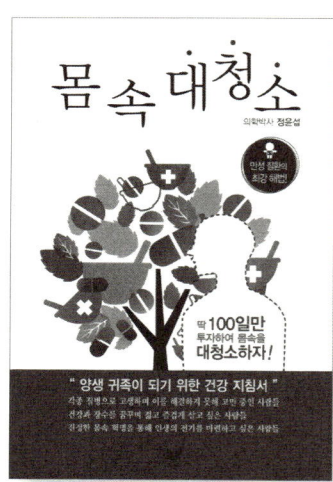

몸속 대청소
딱 100일만 투자하여
몸속을 대청소하자!

만병의 근원인 염증을 일으키는 유발요인은 당분, 트랜스지방, 산화된 지방, 화학첨가물 등과 같이 음식을 통해 들어가는 것이 가장 많다. 평소 이런 음식들을 주의해야 하지만 이렇게 할 수 없다면 특정 기간을 정해 놓고 주기적으로 염증 물질과 노폐물을 제거해주어야 한다.

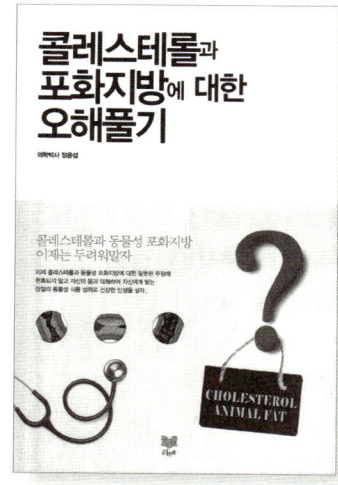

콜레스테롤과
포화지방에 대한
오해 풀기
콜레스테롤과 동물성 포화지방,
이제는 두려워 말자!

이제 콜레스테롤과 동물성 포화지방에 대한 잘못된 주장에 현혹되지 말고 자신의 몸과 대화하여 자신에게 맞는 양질의 동물성 식품 섭취로 건강한 인생을 살자.

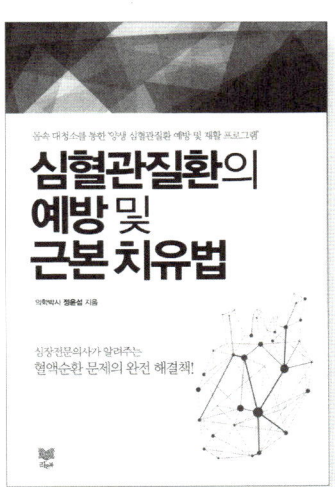

심혈관질환의 예방 및 근본 치유법

심장전문의사가 알려주는 혈액순환문제의 완전 해결책!

심장 발작, 뇌졸중은 하루아침에 오는 병이 아니다. 미리 준비하면 얼마든지 예방할 수 있다. 꼭 당하고 나서야 정신 차리시겠는가? 심혈관질환은 예방 가능한 질환이다. 또한 역전도 가능한 질환이다.

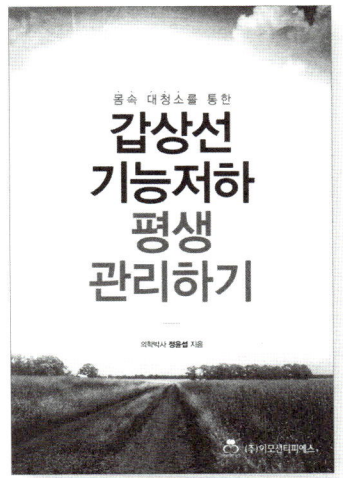

갑상선 기능저하 평생 관리하기

몸속 대청소를 통한 갑상선 기능저하 평생 관리하기

갑상선 기능저하 당신도 극복할 수 있다! 병원에서 갑상선 기능 검사가 정상이라고 해도 이를 믿지마라! 당신의 몸에서 나타나는 증상과 징후가 더욱 중요하다.